Aljoscha A. Schwarz/Ronald P. Schweppe

Hildegard-Heilmittel

Die wirkungsvollsten Heilpflanzen aus dem Hildegard-Gesundheitsgarten – Dinkel, Galgant, Quendel & Co. und ihre Anwendungen

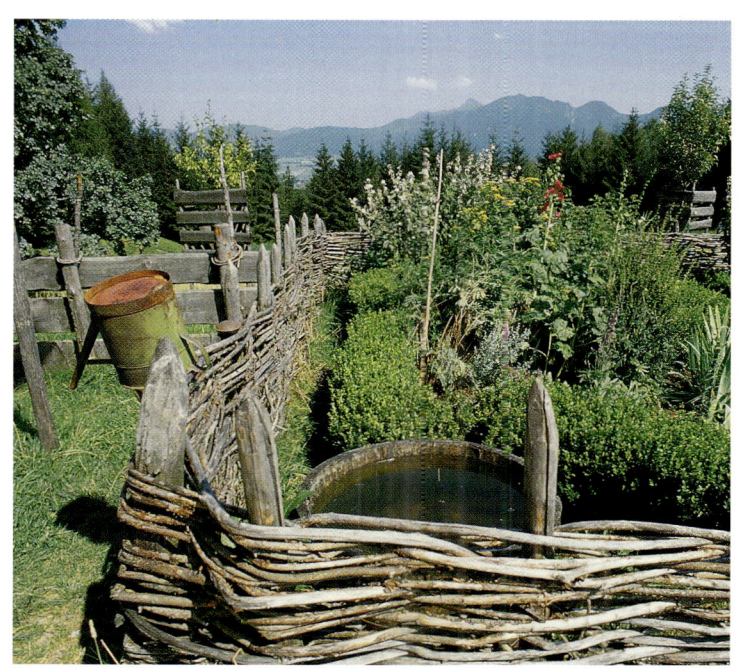

LUDWIG

Inhalt

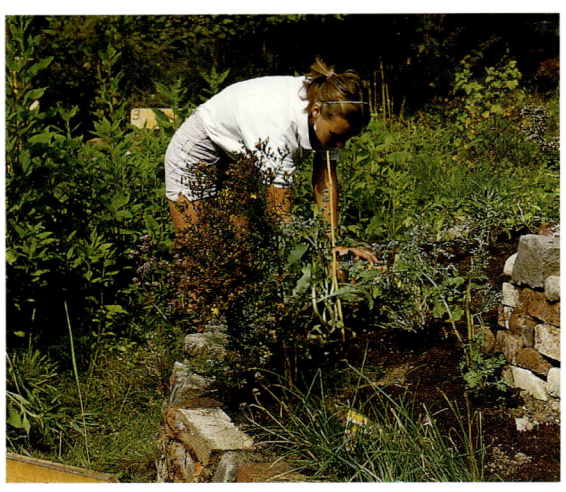

Hildegard-Kräuter kann man auch selbst anbauen.

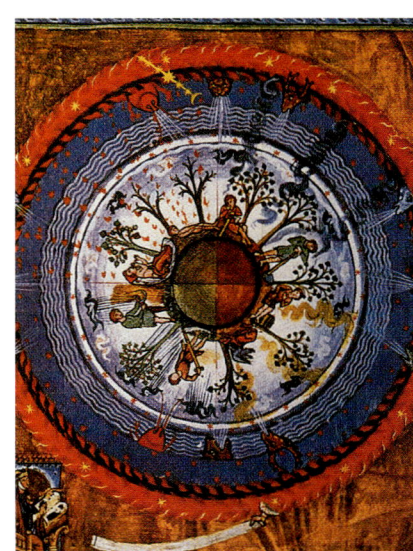

Hildegard glaubte an die Einheit von Mensch und Universum.

Dinkel spielt für Hildegards Heilkunde eine große Rolle.

Die Heilige litt selbst unter vielen Krankheiten.

Altes Wissen neu genutzt

Jahrhundertealte Heilmethoden ...

Exakt vor 900 Jahren, im Jahre 1098, wurde die berühmte deutsche Mystikerin Hildegard von Bingen in Bermersheim bei Alzey geboren. Neben vielen anderen Schriften hinterließ sie zwei medizinisch orientierte Werke – »Causae et curae« und »Physica«.

In diesen beiden Schriften stellt Hildegard von Bingen eine Vielzahl von Heilmitteln und Rezepten für die Behandlung zahlreicher Erkrankungen vor. Die Rezepte basieren auf den naturkundlichen Forschungen der heiligen Hildegard, auf exakter Beobachtung der Wirkungen und auf Experimenten. Noch heute bilden diese beiden Standardwerke der heiligen Hildegard die Grundlage für die so genannte Hildegard-Heilkunde – eine Heilmethode, die ihren Ursprung in Hildegards Visionen und ihrer genauen Kenntnis der Natur hat.

Naturkundliche Forschungen und exakte Experimente sind die Quellen der Hildegard-Heilkunde. Die jahrhundertealten Heilmethoden wirken auch heute noch sicher und schnell.

... werden wieder neu entdeckt

Wurde die Hildegard-Heilkunde bis vor kurzem oft noch mit Argwohn betrachtet, so konnte sie sich inzwischen einen festen Platz innerhalb der modernen Alternativtherapien erobern.

▶ Zum einen ist der Durchbruch der Hildegard-Heilkunde dem Wunsch vieler Menschen nach sanften, unbedenklichen Behandlungsmöglichkeiten von Alltagserkrankungen zu verdanken.

▶ Zum anderen erbringen wissenschaftliche Untersuchungen immer öfter den Nachweis der Wirksamkeit pflanzlicher Heilmittel.

Die hohe Wirksamkeit der Hildegard-Heilkunde – frei von unerwünschten Nebenwirkungen – und die leichte Möglichkeit, die Rezepte selbst zuzubereiten, lassen die Beliebtheit dieser alternativen Heilmethode immer weiter ansteigen.

Heilmittel und Spezialrezepte

In diesem Ratgeber finden Sie die wichtigsten 19 Heilmittel der Hildegard-Heilkunde übersichtlich und detailliert dargestellt.

Von Akelei über Alant, Andorn, Bachbunge, Beifuß, Betonie, Brennnessel, Fenchel, Galgant, Liebstöckel, Muskatnuss, Petersilie, Quendel, Ringelblume, Salbei, Schafgarbe, Veilchen und Wermut bis zum Zimt erhalten Sie folgende Informationen:

▶ Darstellung der Pflanze
▶ Angabe der verwendbaren Pflanzenteile
▶ Inhaltsstoffe der Pflanze und ihre Wirkung
▶ Anwendungsgebiete in der Hildegard-Heilkunde
▶ Heutige Anwendungsgebiete
▶ Zahlreiche Rezepte und Darreichungsformen

Weiterhin finden Sie hier fünf Spezialrezepte Hildegards:

▶ Herzwein
▶ Goldkur
▶ Birnhonig
▶ Sivesanpulver
▶ Dinkelrezepturen

Kontaktadressen und Bezugsquellen für die Mittel der Hildegard-Heilkunde finden Sie am Schluss dieses Ratgebers.

Die meisten Rezepturen der Hildegard-Heilkunde können Sie in Apotheken fertig zubereitet kaufen. Wenn Sie jedoch Lust haben, können Sie auch alle hier vorgestellten Heilmittel selbst zubereiten.

Was dieser Ratgeber für Sie leistet

Hier werden die wichtigsten Hildegard-Heilmittel auf der Grundlage neuester Untersuchungsergebnisse und der Standardzulassungen des Bundesgesundheitsamts dargestellt. Neben der Verwendung aus Hildegards Sicht werden auch die in der pharmazeutischen Industrie und Naturheilkunde eingesetzten Wirkstoffe angesprochen.

Durch die Rezepturen für traditionelle Anwendungen, die Sie selbst einfach herstellen können, sowie zeitgemäßer Fertigpräparate, die in vielen naturheilkundlich orientierten Apotheken und im Hildegard-Vertrieb angeboten werden, ist es jedem möglich, die Heilmittel der heiligen Hildegard auf einfache und unbedenkliche Weise einzusetzen.

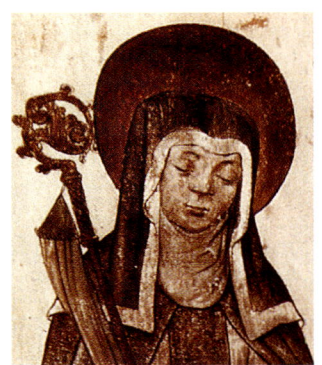

Hildegard litt selbst unter vielen Erkrankungen.

Grundlagen der Hildegard-Heilkunde

Bevor wir uns mit Hildegards Heilkunde beschäftigen, wollen wir einen kurzen Blick auf Leben und Werk dieser außergewöhnlichen Persönlichkeit werfen. Ohne Zweifel ist Hildegard von Bingen eine der bedeutendsten und wichtigsten Frauengestalten des Mittelalters. Sie war Mystikerin, Theologin, Dichterin, Komponistin, Klosteräbtissin und »erste Ärztin« im deutschsprachigen Raum.

Ein visionäres Leben

Die heilige Hildegard wurde als Kind einer Adelsfamilie im Jahr 1098 auf einem Gutshof in Bermersheim bei Alzey im Bistum Mainz geboren. Da ihre ausgeprägte prophetische und visionäre Begabung schon in ihrer frühen Kindheit zu Tage trat, entschieden sich ihre Eltern, die Tochter in die Obhut des Benediktinerinnenklosters Disibodenberg zu geben. In diesem Kloster, in dem Hildegard fast 50 Jahre ihres Lebens verbringen, ihre großen Visionen haben und später noch zur Äbtissin gewählt werden sollte, wurde sie unter der Leitung der Klausnerin Jutta von Sponsheim erzogen.

Schon in jungen Jahren litt Hildegard unter zahlreichen, teilweise schweren Erkrankungen. Doch so schwach ihre Konstitution auch war und so sehr ihre körperlichen Leiden sie beeinträchtigten, so bemerkenswert waren auf der anderen Seite ihre seelische Entwicklung und ihre innere Kraft. Von Kindheit an berichtete Hildegard von »Gesichten« (Visionen), die sie regelmäßig schaute.

Erst im Alter von 15 Jahren musste sie erkennen, dass andere Menschen keine Visionen hatten, was sie so sehr erschreckte, dass sie fortan über ihre inneren Erfahrungen schwieg und sich immer mehr in sich selbst zurückzog.

Hildegard von Bingen war ein echtes Multitalent: Sie hinterließ nicht nur medizinische und theologische Schriften, sondern auch musikalische Kompositionen und literarische Werke.

Vom Segen des Papstes ...

Es dauerte nicht lange, bis dem Mainzer Erzbischof die Nachricht von Hildegards Visionen zu Ohren kam. Der Zufall wollte es, dass Papst Eugen III. zu dieser Zeit in Trier eine Kirchenversammlung abhielt. So machte sich der Bischof von Mainz auf den Weg, um dem Papst Hildegards Angelegenheit vorzutragen. Papst Eugen III. ließ sich Hildegards Schriften vorlegen. Nachdem er sie gemeinsam mit der hohen Geistlichkeit überprüft hatte, sandte er ein Schreiben an die »ehrenvolle Jungfrau«, in dem er ihr in Christi Namen die Erlaubnis erteilte, ihre Visionen und Offenbarungen zu verkünden und sie niederschreiben zu lassen.

... bis zur Klostergründung

Im Jahr 1147 gründete die Heilige ein neues Kloster auf dem Rupertsberg bei Bingen, wodurch sie die einzige weibliche Klostergründerin des 12. Jahrhunderts wurde. Hildegard unternahm weite Missionsreisen und hielt öffentliche Predigten. Sie wurde von Kaisern, Königen und religiösen Führern um Rat gebeten. Hildegard spielte eine wichtige Rolle in der Welt der Politik, der Diplomatie und der Kunst und starb im Jahre 1179 im Kloster Rupertsberg.

Visionen und Offenbarungen bilden die Grundlage der Schriften Hildegards. Trotzdem sind ihre medizinischen Texte nicht spirituell, sondern durchaus diesseitig und von ärztlicher Erfahrung und Naturkenntnis geprägt.

Die entscheidende Vision Hildegards

Seit ihrem Mädchenalter schwieg Hildegard über ihre regelmäßigen Visionen (»Gesichte«). Vermutlich wären ihre Erkenntnisse unwiederbringlich verloren gegangen, hätte sie nicht im Jahr 1140 eine Vision gehabt, die ihr Leben entscheidend verändern sollte.
Hildegard beschreibt die Vision, »wie ein helles Licht mit leuchtenden Blitzen aus dem offenen Himmel carniederfloss« und wie dieses Licht »ihren Kopf, ihr Herz und ihre Brust wie eine helle Flamme durchglühte und wärmte«.
In dieser Vision nahm sie Gottes Befehl entgegen, von nun an all das, was sie in ihren Gesichten erfahren durfte, zum Wohl der Menschheit festzuhalten und niederzuschreiben.

Die Schriften der heiligen Hildegard

Die Genialität Hildegards, die von Theologen zu den Vertreterinnen der »prophetischen Mystik« gerechnet wird, zeigte sich nicht nur in ihrer Betätigung als Seherin, Heilerin und Ärztin. Auch als Dichterin, Komponistin, Klosterverwalterin und engagierte Predigerin kam sie zu Ansehen. Doch obgleich die heilige Hildegard als die »erste Ärztin Deutschlands« in die Geschichte einging, gerieten ihre Schriften zunächst in Vergessenheit.

Die Bücher der heiligen Hildegard sind reiche Quellen ihrer medizinischen und naturkundlichen Erfahrung. Die heutige Hildegard-Heilkunde fußt auf den Schriften der Rheinischen Sibylle, wie sie seinerzeit genannt wurde.

Zehn Jahre Arbeit an dem epochalen Buch »Scivias«

Als Hildegard von Bingen starb, hinterließ sie neben zahlreichen kirchlichen Liedern auch eine Fülle von Schriften mit teils naturwissenschaftlichem und medizinischem Inhalt. Die Grundlage ihrer Schriften bildeten Hildegards innere Erfahrungen, ihre Visionen, die sie unter Mithilfe des Mönches Volmar und der Nonne Richardis von Stade ab dem Jahr 1141 in lateinischer Sprache niederschreiben ließ. Es dauerte zehn Jahre, bis ihr Buch »Scivias« (»Wisse die Wege«), das ihren Ruhm begründete, fertiggestellt war.

Von der »Heilkraft der Natur«

Als weitere Schriften folgten »Liber vitae meritorum« (»Das Buch der Lebenstugenden«) und »Liber divinorum operum« (»Das Buch vom Wirken Gottes«). Für die Hildegard-Heilkunde sind jedoch die Schriften »Causae et curae« (»Von den Ursachen und der Behandlung von Krankheiten« oder »Heilwissen«) sowie »Physica« (»Das Buch von dem inneren Wesen der verschiedenen Naturen der Geschöpfe« oder »Heilkraft der Natur«) von besonderer Bedeutung. Die verschollenen Originale der Schriften dürften zwischen 1150 und 1157 verfasst worden sein. Die heutigen Übersetzungen der Hildegard-Werke aus dem Lateinischen gehen jedoch weitgehend auf Abschriften aus dem 14. und 15. Jahrhundert zurück.

Die Prinzipien der Hildegard-Heilkunde

Hildegard entwickelte ihre natürliche und sanfte Therapieform dank ihrer Visionen und den zahlreichen Erfahrungen auf dem Gebiet der Pflanzenheilkunde, um die körperlich-seelische Harmonie des Menschen wiederherzustellen bzw. zu erhalten.

Göttliche Eingebung oder heilkundliches Wissen?

Hildegards Heilwissen ist aus heutiger Sicht äußerst erstaunlich. Woher Hildegard von Bingen ihr Wissen hatte, ist umstritten:

▶ Manche meinen, Hildegards Heilwissen beruhe ausschließlich auf ihrer Fähigkeit zur inneren Schau und auf ihrer außergewöhnlichen Gottverbundenheit – also auf direkter göttlicher Eingebung.

▶ Andere vertreten die Ansicht, Hildegard schöpfte aus ihrem großen Erfahrungsschatz als »erste Ärztin Deutschlands« sowie aus der traditionellen Volksheilkunde und Klostermedizin.

▶ Vieles spricht dafür, dass die Wahrheit – wie so oft – zwischen diesen beiden extremen Auffassungen liegt.

Visionen einer göttlichen Wahrheit sowie volksheilkundliche und naturkundliche Erfahrung bilden die Grundlage der Hildegard-Heilkunde.

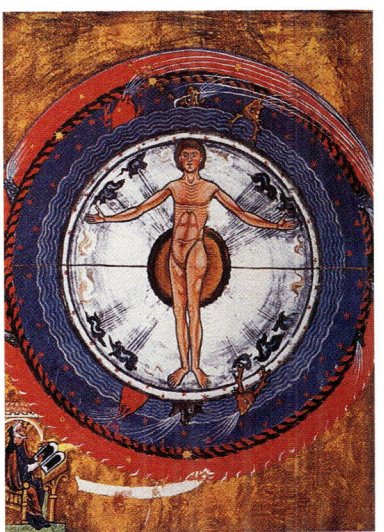

Schon als Kind hatte Hildegard Visionen von Gottes Gnaden. Ihre Lehren beruhen auf dem Glauben an die Einheit von Mensch und Universum.

Unbezweifelbare Heilwirkungen

Unabhängig von der Frage, woher Hildegards Wissen stammt, ist es eine Tatsache, dass die eng mit der christlichen Religion zusammenhängende Hildegard-Heilkunde Tausenden von Menschen auf oft wunderbare Weise geholfen hat. So ist es auch kein Wunder, dass immer mehr Ärzte und Heilpraktiker sich mit der Hildegard-Heilkunde beschäftigen und sie in ihre tägliche Praxis einfließen lassen.

Der Einfluss der Psyche auf die körperliche Gesundheit wurde bereits von der heiligen Hildegard erkannt. Sie rät allen Patienten, ihre negativen Denkgewohnheiten abzulegen.

Grundpfeiler der Therapie

Die wesentlichen Elemente bzw. die Grundpfeiler der Hildegard-Heilkunde sind in ihren Schriften »Causae et curae« und »Physica« verankert. Zu diesen Grundpfeilern gehören vor allem:

▶ Diätetische Maßnahmen
▶ Fasten
▶ Wärme- und Wasseranwendungen
▶ Edelsteintherapie
▶ Reinigende Ausleitungsverfahren wie Schröpfen und Aderlass

»Think positive!«

Als ganzheitliche Therapie bietet die Hildegard-Heilkunde neben einer körperlichen Behandlung auch eine Seelenheilkunde an.

In Hildegards Schriften wird die Notwendigkeit betont, negative Denkgewohnheiten in den Griff zu bekommen, um deren schädlichen Einfluss auf Körper und Seele zu stoppen. Die heilende Wirkung von »Think positive!« wird schon klar erkannt. Zu den schädlichen »negativen Emotionen« werden gezählt:

▶ Laster aller Art
▶ Neid
▶ Zorn
▶ Eifersucht
▶ Triebhaftigkeit

Als positive Gegengewichte werden empfohlen:

▶ Gebet
▶ Meditation
▶ Kultivierung aller Tätigkeiten

Heilpflanzen der Hildegard-Heilkunde

Anwendungen unter ärztlicher Aufsicht

Einige Verfahren der Hildegard-Heilkunde, wie Schröpfen oder Fasten, sollten nur unter Aufsicht eines Arztes oder Heilpraktikers durchgeführt werden. Andere Maßnahmen, wie die Einhaltung der Hildegard-Diät oder bestimmte Wärmeanwendungen, verlangen eine besondere Disziplin und sind auch aus praktischen Erwägungen nicht ohne weiteres allgemein durchführbar.

Auch zu Hause

Im Gegensatz dazu ist der Einsatz der in diesem Buch vorgestellten Hildegard-Heilmittel einfach, gefahrlos und ohne Vorkenntnisse möglich. Zudem wirken diese Heilmittel höchst effektiv. Die Anwendung der Hildegard-Pflanzenheilkunde steht im Mittelpunkt der modernen Hildegard-Heilkunde.

Zahlreiche Anwendungen der Hildegard-Heilkunde können Sie gefahrlos allein und zu Hause anwenden. Alle in diesem Ratgeber vorgestellten Anwendungen wirken sanft auf rein pflanzlicher Basis.

Phytotherapeutisches Wissen

Das Heilen mit Pflanzen, heute als Phytotherapie bezeichnet, hat in allen Kulturen eine teilweise jahrtausendealte Tradition: Schamanen, Medizinmänner, Kräuterhexen, weise Frauen und Heiler haben ihre Intuition und Beobachtungsgabe seit jeher genutzt, um heilende Pflanzen ausfindig zu machen und einzusetzen.

Wissen sammeln hinter Klostermauern

Schon lange vor den »Müttern« und »Vätern« der Naturheilkunde wie etwa Paracelsus, Samuel Hahnemann, Pfarrer Kneipp oder Maria Treben hat Hildegard von Bingen erheblich dazu beigetragen, die Pflanzenheilkunde – zunächst innerhalb der Klostermedizin, doch später auch weit darüber hinaus – zu verbreiten.

Lebensenergie Viriditas

Hildegards Visionen zeugen von ihrer großen Naturverbundenheit. Es erstaunt daher nicht, dass Hildegard den Einsatz ihrer pflanzlichen Heilmittel in den Mittelpunkt der Behandlung rückte. In ihren Schriften stößt man immer wieder auf den Zentralbegriff »viriditas«, der wörtlich »Grünkraft«, im übertragenen Sinn jedoch die elementare Lebensenergie, die kosmische Urkraft meint. Als »grünende« Lebensenergie durchfließt diese Kraft alle Lebewesen und findet sich vor allem in Pflanzen und Kräutern wieder. Diese Vorstellung entspricht weitgehend der fernöstlichen Auffassung, in der die universelle Lebensenergie als Chi, Ki oder Prana bezeichnet wird.

»Die Dosis macht das Gift.« Auch bei rein pflanzlichen Heilmitteln müssen die Mengenangaben in den Rezepten strikt eingehalten werden. Ein Zuviel kann auch hier schädlich sein.

Pflanzliche Heilmittel statt chemischer Keule

Nachdem die Phytotherapie durch die Vorherrschaft der pharmazeutischen Industrie in den letzten Jahrzehnten mehr oder weniger in Vergessenheit geraten war, hat der allgemeine Trend zur sanften Medizin wieder dafür gesorgt, dass Heilmittel aus der Naturapotheke und insbesondere Hildegards Heilmittel derzeit eine wahre Renaissance erleben. Aktuelle Umfragen ergaben, dass über drei Viertel der deutschen Bevölkerung heute lieber zu pflanzlichen Heilmitteln als zur chemischen Keule greifen. Inzwischen reagieren auch Schulmediziner immer häufiger auf das Bedürfnis ihrer Patienten nach pflanzlichen, unbedenklichen Heilmitteln ohne Nebenwirkungen.

Synergetische Wirkungssteigerung

Obwohl viele Pflanzenbestandteile inzwischen isoliert und in ihrer Wirkung analysiert werden konnten, ist das Zusammenwirken der Einzelstoffe wissenschaftlich kaum exakt zu erfassen. Es wird heute vielfach davon ausgegangen, dass Naturheilmittel synergetische Wirkungen aufweisen. Immer wieder werden Heileffekte beobachtet, die sich nicht durch einzelne in der Pflanze enthaltene Substanzen, sondern nur durch die Wirkung der ganzen Pflanze erklären lassen.

Wirksubstanzen in pflanzlichen Heilmitteln

Viele der von Hildegard eingesetzten pflanzlichen Heilmittel sind heute dank wissenschaftlicher Untersuchungen gut erforscht. Zu den wichtigsten Wirkstoffen zählen:

▶ Ätherische Öle

▶ Flavonoide

▶ Gerbstoffe

▶ Saponine

▶ Vitamine und Mineralstoffe

Die einzelnen Inhaltsstoffe besitzen folgende Wirkungen:

▶ Ätherische Öle

Die in Pflanzen enthaltenen Aromastoffe nennt man ätherische Öle. Während eine Überdosierung ätherischer Öle zu unangenehmen Nebenwirkungen wie Schleimhautreizungen oder Nierenschäden führen kann, sind diese Öle in richtiger Dosis für den Menschen besonders wertvoll. Ätherische Öle wirken entzündungshemmend, schleimlösend, krampflösend und desinfizierend. Sie können auch das seelische Befinden positiv beeinflussen, da sie über den Geruchssinn Impulse im Gehirn auslösen und dadurch anregend, beruhigend, belebend oder entspannend wirken. In der Aromatherapie werden ätherische Öle eingesetzt, um über die Atemwege, den Geruchssinn

oder auch die Haut Heilungsprozesse zu unterstützen.

▶ Flavonoide

Die in Pflanzen vorkommenden Flavonoide wirken entzündungshemmend, verdauungsfördernd und Krebs vorbeugend. Darüber hinaus können diese Substanzen auch das Wachstum von Viren hemmen und sogar Glücksgefühle freisetzen.

▶ Gerbstoffe

Die pflanzlichen Gerbstoffe wirken adstringierend, d. h., sie ziehen das Gewebe zusammen und hemmen auftretende Blutungen, so dass Entzündungen besser abheilen. Gerbstoffe kräftigen den Herzmuskel, wirken nässenden Ekzemen entgegen und helfen bei Durchfall, da sie dem Darminhalt Wasser entziehen.

▶ Saponine

Von den Saponinen weiß man, dass sie das Immunsystem stärken, den Cholesterinspiegel senken und darüber hinaus teilweise auch harntreibende, Krebs hemmende und antibakterielle Wirkungen zeigen.

▶ Vitamine und Mineralstoffe

Ausreichende Mengen an Vitaminen und Mineralstoffen sind für ein gesundes und abwehrstarkes Immunsystem unerlässlich.

Wie andere Substanzen, so können auch die in der Hildegard-Heilkunde verwendeten Kräuter und Pflanzen in Einzelfällen Allergien hervorrufen. Dies ist jedoch sehr selten der Fall. Sollten dennoch einmal allergische Reaktionen nach der Anwendung von Hildegard-Heilmitteln auftreten, so müssen Sie unbedingt einen Arzt aufsuchen. Gehen Sie bei schweren Erkrankungen oder bei Beschwerden, die sich nicht innerhalb weniger Tage bessern, grundsätzlich zum Arzt oder Heilpraktiker.

Die Hildegard-Heilmittel

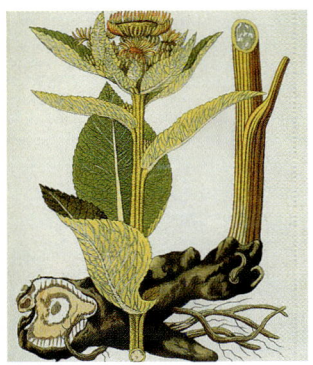

Mit den Mitteln der Natur können viele Leiden sanft behandelt werden.

Im Hauptteil dieses Ratgebers finden Sie die wichtigsten pflanzlichen Heilmittel Hildegards, wie sie vor allem in Hildegards Werk »Physica« vorgestellt werden.

Bei den aus der »Physica« zitierten Textstellen handelt es sich durchwegs um Übersetzungen aus der vollständigen Pariser Handschrift (»Liber beate Hiltegardis subtilitatum diversarum naturarum creaturarum et sic de aliis quam multis bonis«, Bibliothèque Nationale Paris, Codex 6952 f. 156-232), die etwa in den Jahren 1425 bis 1450 entstand.

Fertigpräparate oder selbst anbauen?

Sie können die Heilmittel als Fertigpräparate kaufen oder sie selbst herstellen. Trotz der starken Verbreitung der Hildegard-Heilkunde sind die aufgeführten Fertigpräparate bisher nur in naturheilkundlich orientierten oder auf Hildegard-Heilkunde spezialisierten Apotheken erhältlich. Auf Seite 95 finden Sie Bezugsquellen. Ansonsten sollten Sie den Versuch wagen und sich in Ihrer Apotheke erkundigen, ob die Heilmittel dort geführt werden.

Durch die systematische Darstellung aller Heilpflanzen finden Sie sich schnell in jedem Kapitel zurecht. Jede Pflanze wird in jeweils fünf Abschnitten besprochen.

Möchten Sie einige Hildegard-Heilmittel lieber selbst herstellen, so können Sie die benötigten Pflanzen und Kräuter zum Großteil in Apotheken, Reformhäusern und im Naturkosthandel kaufen oder natürlich auch selbst anbauen. Inzwischen beschäftigen sich erfreulicherweise immer mehr Naturärzte und Heilpraktiker mit den Möglichkeiten der Hildegard-Heilkunde, die Ihnen natürlich dabei helfen können, das richtige Heilmittel für Sie zu besorgen. Bei allen ernsthaften Beschwerden ist immer ein Arzt oder Heilpraktiker zurate zu ziehen. Aktuelle Informationen zur Hildegard-Heilkunde sowie Bezugsquellen für die Heilmittel finden Sie auch in Hildegard-Zeitschriften (siehe Seite 95).

Systematische Darstellung

Jede Heilpflanze wird in fünf Abschnitten dargestellt:

▶ *Die Pflanze*
Hier wird eine kurze botanische Beschreibung der Pflanze gegeben.

▶ *Verwendete Pflanzenteile und Inhaltsstoffe*
Welche Teile der Pflanze für Heilzwecke verwendet werden können und welche Inhaltsstoffe sie haben, wird hier erläutert.

▶ *Anwendungsgebiete nach Hildegard*
Hildegards Empfehlungen und die Verwendungen der Pflanze in der Hildegard-Heilkunde sind hier zu finden.

▶ *Heutige Anwendungsgebiete*
Hier erfahren Sie, auf welchen Anwendungsgebieten die moderne Naturheilkunde die jeweilige Pflanze bevorzugt einsetzt.

▶ *Rezepte und Darreichungsformen*
Alle hier aufgeführten Rezepte sind einfach selbst herzustellen. Ergänzt werden sie durch die Beschreibung moderner Darreichungen.

Akelei

Die Pflanze

Die Akelei (Aquilegia vulgaris), auch Glockenblume oder Elfenschuh, gehört zur Familie der Ranunculaceae. Die Pflanze wächst auf kalkreichen Böden von Wiesen und Wäldern und kommt vorwiegend in Europa, Nordasien und Nordamerika vor. Sie hat glockenförmige, blaue bis dunkelviolette Blüten und wird bis zu 80 Zentimeter hoch.

Verwendete Pflanzenteile und Inhaltsstoffe

Für Heilzwecke werden Akeleikraut, die frischen, oberirdischen Pflanzenteile, sowie der Presssaft der Pflanzen verwendet. Die Inhaltsstoffe der Akelei sind noch ungenügend erforscht, einige Wirkungen werden jedoch auf Gerbstoffe und auf Blausäureglykosid zurückgeführt.

Viele der Anbieter von Hildegard-Heilmitteln halten auch Bestelllisten für ihre Produkte bereit, die Sie kostenlos anfordern können. Die entsprechenden Adressen finden Sie auf Seite 95.

Einen besonders starken Bezug zu den Hildegard-Heilmitteln entwickelt man natürlich, wenn man die Möglichkeit hat, die dafür benötigten Kräuter selbst anzubauen und zu pflegen.

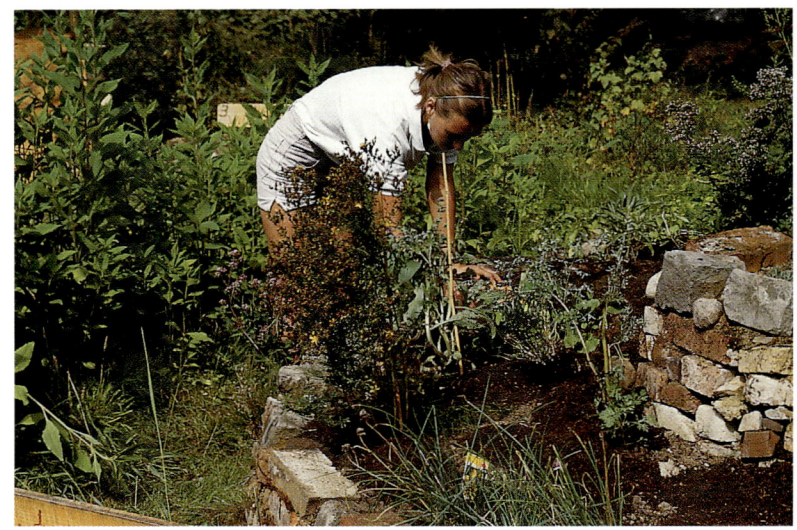

Anwendungsgebiete nach Hildegard

Hildegard empfahl Akeleihonig bei Husten, Bronchienverschleimung sowie akuter oder chronischer Bronchitis und Lungenbeschwerden, Akeleisaft zur Behandlung von fieberhaften Erkrankungen und grippalen Infekten.

»Die Akelei ist kalt … Wer viel Schleim auswirft, der mische Akelei mit Honig und esse dies oft, so nimmt der Schleim ab und er wird gereinigt … Wer Fieber hat, der seihe den Saft der zerstoßenen Akelei durch ein Tuch, gebe ihm Wein bei und trinke ihn oft, so wird es ihm besser gehen.« (»Physica«, Buch I/132)

Früher heilte man besonders Leber- und Milzerkrankungen mit Akelei. Heute ist diese wirksame Heilpflanze nahezu vergessen.

Heutige Anwendungsgebiete

Obwohl Akeleiblüten mit Wein in der traditionellen Volksmedizin bei Leber- und Milzbeschwerden lange Zeit eine Rolle spielten, ist die Verwendung der Akelei zu Heilzwecken heute kaum noch üblich. Lediglich im homöopathischen Bereich werden akeleihaltige Präparate hergestellt.

Rezepte und Darreichungsformen

Sowohl Akeleisaft (Succus Aquilegiae) als auch Akeleihonig (Mel Aquilegiae) sind als Fertigpräparate erhältlich. Doch natürlich können Sie die Heilmittel auch selbst herstellen.

Akeleihonig

Indikation: Verschleimung der Bronchien, Husten, Bronchitis, Lungenbeschwerden

Zutaten: 25 Akeleiblätter, 250 g kaltgepresster, naturreiner Honig (möglichst dünnflüssig)

Zubereitung: Schneiden Sie die Akeleiblätter mit einem Wiegemesser möglichst fein, und rühren Sie sie in den Honig ein.

Einnahmeempfehlung: Nehmen Sie 3-mal täglich zwischen 1 Messerspitze und 1 gestrichenen Teelöffel Akeleihonig pur oder in Tee gelöst ein.

Akeleisaft

Indikation: fieberhafte Erkrankungen

Zutaten: 1 TL frisch gepresster Akeleisaft, 250 ml Wein

Zubereitung: Vermischen Sie den Saft mit dem Wein, und geben Sie zur Konservierung 2 Teelöffel Alkohol (70 %) hinzu.

Einnahmeempfehlung: Nehmen Sie 2- bis 3-mal täglich 1 Likörglas des mit Wein gemischten Akeleisafts ein. Falls Sie reinen Presssaft aus der Apotheke verwenden, benötigen Sie 20 Tropfen Akeleisaft, die Sie 2- bis 3-mal täglich in 1 Likörglas voll Wein einnehmen.

Die Akelei – auch Glockenblume oder Elfenschuh genannt – wächst auf besonders kalkreichen Böden, z. B. am Rand von Bauschuttplätzen oder Steinbrüchen.

Steckbrief Akelei

Die Akelei ist leicht zu erkennen:

▶ Die Blätter sind mehrfach dreigezahnt (wie beim Hahnenfuß).

▶ Die glockenförmigen Blüten (Farben: blau bis violett, jedoch als Zierpflanze auch gelb, rot oder weiß) kommen zwischen Mai und Juli.

▶ Die Kronblätter haben Sporne ausgebildet, damit die Insekten leichter an den Nektar kommen.

Alant

Die Pflanze

Der Alant (Inula helenium), aus der Familie der Korbblütler (Asteraceae) wächst stauden- oder strauchartig und wird bis zu zwei Meter hoch. Die Pflanze wird auch als Heilwurz oder Galantwurz bezeichnet. Sie gedeiht vor allem in sonnigen Lagen, benötigt mäßig feuchte Standorte und blüht von Juli bis Oktober. Für Heilzwecke wird sie in Kulturen angebaut. Geerntet wird vor und während der Blüte.

Alant (oder Heilwurz bzw. Galantwurz) finden Sie besonders leicht in sehr sonnigen Lagen. Vermeiden Sie beim Sammeln jedoch die Nähe von stark befahrenen Straßen.

Verwendete Pflanzenteile und Inhaltsstoffe

Für die Anfertigung von Heilmitteln wird der frische, geschnittene Alantwurzelstock verwendet. Zu den wichtigsten Inhaltsstoffen gehören die Bitterstoffe, die ätherischen Öle, Sesquiterpenlaktone und Inulin, ferner Helenin, ein dem Kampfer ähnlicher Wirkstoff.

Anwendungsgebiete nach Hildegard

Hildegard hielt die Pflanze bei der Behandlung von Asthma, Atemproblemen und Lungenschmerzen sowie zur Reinigung der Atemwege und bei Migräne für besonders wirkungsvoll.

»Der Alant ist warm und trocken und birgt gar nützliche Kräfte. Über das ganze Jahr kann er entweder getrocknet oder frisch und grün in reinen Wein eingelegt werden. Hat er sich aber im Wein zusammengezogen, dann schwinden seine Kräfte, dann sollte er weggeworfen und neuer eingelegt werden. Wer Schmerzen in der Lunge verspürt, der trinke ihn täglich in kleiner Menge vor und nach dem Essen, so wird er das Gift – das ist der Eiter – aus der Lunge entfernen, Migräne unterdrücken und die Augen klar machen. Wenn jemand diesen Alantwein häufig trinken würde, so würde er ihm wegen seiner Stärke schaden. Hast du aber keinen Wein, um ihn einzulegen, dann vermische Honig und Wasser zu einer Honigwürze, lege den Alant ein und trinke ihn wie zuvor beschrieben.« (»Physica«, Buch I/95)

Heutige Anwendungsgebiete

In der Naturheilkunde wird die Alantwurzel heute aufgrund ihrer Auswurf fördernden und sekretionssteigernden Wirkung bei Bronchitis, Bronchialkatarrh und Reizhusten eingesetzt. Alant wirkt harn- und schweißtreibend. Neuere Untersuchungen deuten aber immer öfter auch auf entzündungshemmende, antitumorale und antibiotische Wirkungen hin.

Die alkoholischen und nicht alkoholischen Auszüge der Pflanze werden nicht nur bei Erkrankungen der Lunge, sondern auch bei Verdauungsbeschwerden und Erkältungen eingesetzt. Darüber hinaus wird Alant auch für homöopathische Mittel verwendet.

Rezepte und Darreichungsformen

Alantelixier

Indikation: Asthma, zur Lungenreinigung

Zutaten: Alantwurzeln, Wacholderbeeren, Wollblumen, Bertramwurzel, Honig, Wein

Zubereitung: Bereiten Sie das Alantelixier nicht selbst zu, sondern kaufen Sie das fertige Präparat in der Apotheke. Es wird dort als Asthmaelixier (Decoctum Juniperi c. Inula) bezeichnet.

Einnahmeempfehlung: Nehmen Sie sowohl vor dem Frühstück als auch vor dem Mittagessen je 1 Likörglas Alantelixier ein.

Alantwein

Indikation: schmerzhafte Lungenerkrankungen, Verschleimung

Zutaten: 50 g Alantkraut mit Wurzel, 1 l Wein

Zubereitung: Legen Sie den frischen oder getrockneten Alant in den Wein ein, lassen Sie ihn mindestens 1 Tag lang ziehen, und nehmen Sie den Wein dann ein, ohne ihn abzuseihen. Bereiten Sie den Kaltauszug stets frisch zu, und verwenden Sie ihn sofort.

Einnahmeempfehlung: Nehmen Sie vor und nach den Hauptmahlzeiten je 1 Esslöffel Alantwein ein – jedoch nur bis zum Verschwinden der Beschwerden.

Eine noch gesteigerte Wirkung erzielen Sie mit Alantwein, wenn Sie die Alantwurzeln im Wein kurz erhitzen (der Wein darf jedoch nicht kochen) und einige Teelöffel Honig hinzufügen, bevor Sie das Ganze ziehen lassen.

Andorn

Die Pflanze

Andorn (Marrubium vulgare) ist eine wild wachsende und geschützte Pflanze, wird bis zu 60 Zentimeter hoch und gehört zur Familie der Lippenblütler. Andorn ähnelt der Brennnessel und wächst unter Hecken und an Mauern. Die weißen Blüten blühen von Juni bis August, geerntet wird vor und während der Blüte.

Besonders in den Übergangsjahreszeiten Frühjahr und Herbst leiden viele Menschen unter Hals- und Mandelentzündungen. Mit Andorn (auch Mutterkraut, weißer Dorant oder Mariennessel genannt) können Sie diesen lästigen Entzündungen ganz natürlich vorbeugen.

Verwendete Pflanzenteile und Inhaltsstoffe

Für Heilrezepte werden die Blätter und Blüten des Andorns verwendet. Zu den wichtigsten Inhaltsstoffen gehören die Gerbstoffe, die ätherischen Öle und der Bitterstoff Marrubiin sowie die Mineralien Kalium und Eisen.

Anwendungsgebiete nach Hildegard

Hildegard setzte Andorn bei Mandel-, Rachen- und Halsentzündungen, aber auch bei Erkältungen und Magen-Darm-Erkrankungen ein. *»Der Andorn ist warm und voller Saft, und er hilft gegen unterschiedliche Leiden … Und wer im Rachen erkrankt ist, der koche Andorn in Wasser und siebe das auf diese Weise gekochte Wasser durch ein Tuch, und er füge doppelt so viel Wein hinzu, und er lasse es dann nochmals in einem Topf aufkochen unter Beigabe von ausreichend Fett, und dieses trinke er oft, so wird er im Rachen geheilt werden … Und wer kranke und geschwächte Eingeweide hat, der koche Andorn mit Wein unter Beigabe von viel Honig. Und diesen Wein gebe er in eine Schüssel und trinke es sobald es abgekühlt ist oft, und seine Eingeweide werden geheilt werden.«* (»Physica«, Buch I/33)

Andorn gegen Kopfschmerzen
Die heilige Hildegard wies darauf hin, dass Andorn in Kombination mit Salbei, Majoran und Fenchel gegen Kopfschmerzen hilft:

»Wenn eine von Fett triefende Speise bei einem Menschen zu Kopfschmerzen führt, so soll er Salbei, Majoran und Fenchel zu gleichen Gewichtsteilen nehmen und mehr als ihr Gesamtgewicht Andorn hinzufügen. Sobald sie zu Saft zerrieben sind, gebe er genug Butter oder anderes Fett hinzu, fertige daraus eine Salbe an und reibe den Kopf damit ein.«
(»Causae et curae«, Buch III/»Gegen Kopfschmerzen infolge einer Magenverstimmung«)

Heutige Anwendungsgebiete

Andorn wird heute in Form von Teeauszügen bei Erkältungen und Magenbeschwerden verschrieben. Die Auswurf fördernden und sekretionssteigernden Wirkungen werden bei Husten und Bronchitis genutzt, die magen- und gallesekretionsfördernden bei Verdauungsbeschwerden. Darüber hinaus wird Andorn in der Volksheilkunde zuweilen auch als Wundmittel eingesetzt.

Lang anhaltende und starke Kopfschmerzen können mit Andorn wirkungsvoll gelindert werden.

Rezepte und Darreichungsformen

Getrocknetes Andornkraut ist relativ leicht erhältlich. Es werden einige hochwirksame Fertigpräparate auf Andornbasis angeboten, darunter vor allem:

▶ Andornelixier
▶ Andornteemischung
▶ Andorn-Wollblumen-Tee

Andornelixier

Das auch als Hustenelixier bezeichnete Andornelixier (Decoctum Marrubii) hat sich als Hustenmittel bewährt.
Indikation: Husten, leichte Formen der Bronchitis, zur Aktivierung der Verdauung
Zutaten: Andornelixier wird aus Andornkraut, Fenchel, Dill und Wein hergestellt.
Einnahmeempfehlung: Nehmen Sie 3- bis 4-mal täglich 2 gestrichene Esslöffel voll ein.

Andornwein (Rezept I)

Im Fachhandel wird eine Andornteemischung (Species Marrubii) mit Fenchel und Dillkraut angeboten: Für eine Anwendung dieser Andornteemischung wird 1 gehäufter Esslöffel der Teemischung in 250 Milliliter Wein gekocht.

Sie können aber Ihren Andornwein auch selbst zubereiten. Bedenken Sie dabei jedoch immer, dass die wild wachsenden Andornpflanzen geschützt sind. Bitte pflücken Sie Andorn aus diesem Grund nicht, sondern kaufen Sie ihn in der Apotheke.

Für beide Rezepte des Andornweins auf dieser Seite benötigen Sie Wein. Wählen Sie hierfür eine besonders trockene Sorte aus – ob weiß oder rot, liegt ganz bei Ihnen.

Indikation: gegen Verschleimung und Katarrhe der Atemwege, zur Anregung der Verdauung

Zutaten: 10 g Andornkraut, 30 g Fenchelkraut, 30 g Dillkraut, 1 l Wein

Zubereitung: Lassen Sie die Kräuter 4 bis 5 Minuten lang im Wein abkochen. Bevor Sie die Kräuter-Wein-Mischung durch ein Sieb geben, sollten die Kräuter nochmals mindestens 10 Minuten lang im Wein ziehen. Bewahren Sie den zubereiteten Tee nach Möglichkeit in einer Thermosflasche auf.

Einnahmeempfehlung: Nehmen Sie einige Tage lang 3- bis 4-mal täglich je 50 Milliliter des warmen Weins ein.

Andornwein (Rezept II)

Indikation: Halsschmerzen, Erkältungen aller Art, Magen- und Darmbeschwerden

Zutaten: 1 EL Andornkraut, 1/8 l Wasser, 250 ml Wein, 1 EL Butter oder süße Sahne

Zubereitung: Lassen Sie das Andornkraut mindestens 5 Minuten lang im kochenden Wasser ziehen. Geben Sie den Sud durch ein Sieb, und vermischen Sie den Andorntee dann mit dem Wein und der Butter oder der Sahne. Lassen Sie die Mischung unter Rühren nochmals kurz aufkochen.

Einnahmeempfehlung: Trinken Sie einige Tage lang 2-mal täglich 1 kleines Gläschen des Andorngetränks, das Sie jedoch immer frisch zubereiten sollten.

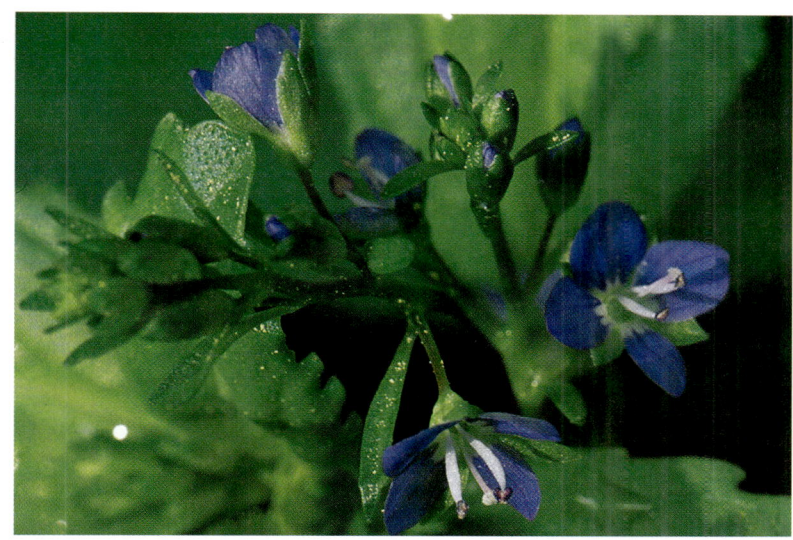

Die Bachbunge ist ein weniger bekanntes Heilkraut. Sie wird heute eigentlich nur noch in der Hildegard-Heilkunde verwendet.

Bachbunge

Die Pflanze

Die Bachbunge (Veronica beccabunga) ist eine kleine Pflanze mit himmelblauen Blüten, die in ganz Europa vorwiegend an Bächen, Flussufern und Quellen wächst. Die Bachbunge ist auch als Bachbungen-Ehrenpreis bekannt. Die Bachbunge gehört zur Familie der Skrophulariaceae und wird während der Vegetationsperiode geerntet.

Verwendete Pflanzenteile und Inhaltsstoffe

Die Wirkstoffe der Bachbunge wie beispielsweise die enthaltenen Iridoide sind bisher noch wenig untersucht worden. Für Heilzwecke werden die Blätter eingesetzt. Ebenso wie die Brunnenkresse kann das Bachbungenkraut übrigens auch als Salat oder – nach einem Rezept der heiligen Hildegard – gekocht und mit Butter oder Öl wie Spinat zubereitet werden.

Die Bachbunge ist eine Ehrenpreisart. Zu dieser Familie gehören rund 300 verschiedene Kräuter, die häufig auf Feldern und Äckern als »Unkraut« wachsen.

Anwendungsgebiete nach Hildegard

Hildegard empfahl Bachbunge bei Verdauungsstörungen, Hämorrhoidalleiden, rheumatischen Erkrankungen und Gicht.

»Die Bachbunge ist von wärmender Natur. Wer sie in Form von Mus kocht, indem er Fett oder Öl beimengt und sie so ißt, der erleichtert seinen Bauch durch Abführen so wie mit einem Trunk. Und wenn sie gegessen wird, unterdrückt sie die Gicht.« (»Physica«, Buch I/71)

Vermeiden Sie bei allen Rezepten zu viel Salz. Mit etwas frischer Kresse oder Paprika gewinnen Sie die gewünschte Schärfe, ohne Ihren Blutdruck zu belasten.

Heutige Anwendungsgebiete

Entzündungshemmender und reizlindernder Bachbungensalat wird gelegentlich noch als Verdauungsmittel verzehrt. Außerhalb der Hildegard-Heilkunde wird Bachbunge kaum noch verwendet.

Rezepte und Darreichungsformen

Für Bachbungensaft wird der Presssaft der Pflanze mit Alkohol konserviert. Das Fertigpräparat (Succus Beccabungae) wird im Hildegard-Vertrieb und in entsprechenden Apotheken angeboten.

Bachbungensaft
Indikation: Hämorrhoiden, Blähungen, Verdauungsbeschwerden
Einnahmeempfehlung: Kochen Sie 1/2 Teelöffel Saft im Essen mit.

Bachbungenspinat
Indikation: Verdauungsbeschwerden, Verstopfung, Hämorrhoiden
Zutaten: 4 gehäufte EL Bachbungenkraut, 1 EL kaltgepresstes Olivenöl, etwas Salz
Zubereitung: Waschen Sie das frische Bachbungenkraut, blanchieren Sie es, und dünsten Sie das klein geschnittene Kraut in Butter oder Olivenöl. Schmecken Sie das als Spinat servierte Bachbungenkraut mit etwas Salz ab.
Einnahmeempfehlung: Essen Sie den frisch zubereiteten Spinat nicht öfter als 2-mal in der Woche.

Beifuß

Die Pflanze

Der Beifuß (Artemisia vulgaris) gehört zur Familie der Korbblütler (Asteraceae). Die ausdauernde Pflanze wächst sowohl in sonnigen Lagen wie auch im Halbschatten. Da der Beifuß, der vor allem an Wegrändern, an Flussufern und unter Gebüschen wächst, in der Natur sehr häufig vorkommt, wird er fast nie in großen Kulturen oder auf Feldern angebaut.

Beifuß verströmt einen aromatischen Duft. Die Beifußpflanze, die auch als Wilder Wermut oder Gänsekraut bezeichnet wird, erreicht eine Gesamthöhe von bis zu zwei Meter und trägt kleine, unscheinbare gelbliche Blüten. Geerntet wird zur Blütezeit.

Verwendete Pflanzenteile und Inhaltsstoffe

Sowohl die Wurzeln als auch die Blätter und Rispen werden für die Herstellung von Heilmitteln verwendet.

Beifuß enthält u. a. Flavonoide (Querzetin, Rutin), ätherische Öle (Kampfer, Zineol, Thujin), Bitterstoffe und auch Gerbstoffe (in den Wurzeln).

Anwendungsgebiete nach Hildegard

Hildegard setzte die Pflanze innerlich gegen Verdauungsstörungen, Koliken und Magenbeschwerden ein.

»Der Beifuß ist sehr warm, sein Saft ist von großem Nutzen, und wenn man ihn gekocht und in Form von Mus ißt, so heilt er kranke Eingeweide, und er macht den Magen warm. Wenn aber jemand vom Essen und Trinken Schmerzen leidet, dann koche er den Beifuß mit Fleisch, Fett, in Mus oder in anderer Würze und Mischung und esse ihn so, und die Gifte, die er sich durch die vorigen Speisen und Getränke zugezogen hat, werden weggenommen und ausgetrieben.« (»Physica«, Buch I/107)

Mit Beifuß würzen erfahrene Köche seit jeher die immer zu fetten Gänse, Enten und Hühner. Die verdauungsfördernden Eigenschaften dieses Heilkrauts sind inzwischen auch wissenschaftlich bewiesen.

Heutige Anwendungsgebiete

Die appetitanregenden und verdauungsfördernden Wirkungen der Pflanze konnten inzwischen wissenschaftlich nachgewiesen werden. In der Naturheilkunde wird Beifuß als Gewürzkraut vielfältig eingesetzt, u. a. bei:

▶ Verdauungsbeschwerden
▶ Koliken
▶ Bauchschmerzen

Beifußpräparate wie Tees oder Elixiere wirken auch gegen Blähungen und Völlegefühl. Ferner ist die Pflanze Bestandteil verschiedener homöopathischer Mittel.

Koliken und Verdauungsbeschwerden können Sie mit Beifuß sanft und natürlich lindern. Beifußpräparate erhalten Sie als Kraut, Tee oder Elixier.

Rezepte und Darreichungsformen

Beifußelixier

Im Fachhandel können Sie das aus Beifußkraut, Wein und Honig gemischte Beifußelixier (Decoctum Artemisiae) kaufen.

Indikation: Verdauungsstörungen, Blähungen, Verstopfungen, Magen-Darm-Beschwerden

Einnahmeempfehlung: Nehmen Sie vor dem Mittag- und Abendessen je 2 Esslöffel Elixier ein.

Beifußgewürz

Das getrocknete und pulverisierte Beifußkraut (Herba Artemisiae pulv.) kann als Gewürz verwendet werden.

▶ Vor allem fette und schwer verdauliche Speisen wie Fleisch sollten mit Beifuß gewürzt werden, da dadurch Beschwerden wie Verdauungsstörungen und Koliken vermieden werden können.

▶ Es genügt, dem Essen 1 bis 2 Messerspitzen Beifußkraut beizumengen, wobei das Kraut mitgekocht werden sollte.

▶ Falls vorhanden, können Sie auch frisches Beifußkraut verwenden. Waschen Sie das Kraut gründlich mit kaltem und heißem Wasser. Vor der Verwendung sollten Sie das Beifußkraut in sehr kleine Stückchen schneiden.

Betonie

Die Pflanze

Die Betonie (Betonica officinalis) gehört zur Gattung der Lippenblütler (Lamiaceae), gedeiht besonders gut im Halbschatten und benötigt feuchte Standorte. Die ausdauernde Pflanze wird 30 bis 80 Zentimeter hoch. Die roten Blüten blühen von Juni bis August.

Verwendete Pflanzenteile und Inhaltsstoffe

Sowohl die Wurzeln als auch die Blätter werden für die Herstellung von Heilmitteln verwendet. Neben den entzündungshemmenden Gerbstoffen enthält die Betonie u. a. noch Bitterstoffe, ätherische Öle sowie Stachydrin und Betonizin.

Anwendungsgebiete nach Hildegard

Die Betonie wird bei Hildegard insbesondere als seelisch harmonisierendes Mittel erwähnt. Sie empfahl die Pflanze bei Schlaflosigkeit, Alpträumen und Schlafstörungen:

»Wer oft von schlechten Träumen geplagt wird, der trage zum Schlafengehen und beim Schlafen Betonienkraut bei sich und er wird weniger schlechte Träume erleben.« (»Physica«, Buch I/128)

Gegen Schlaflosigkeit, Schlafstörungen und Alpträume können Sie mit Betonie erfolgreich angehen. Vor allem die ätherischen Öle der Betonie sind hier sehr wirksam. Man bezeichnet diese Pflanze auch als Heilziest, Heilbatunge oder Betonienkraut.

Steckbrief Betonie

Die Betonie ist leicht zu erkennen:

▶ Die blauen Blüten gleichen einer dicken und kopfigen Ähre.

▶ Der Stängel ist vierkantig und rauhaarig wie die Blätter.

▶ Die Betonie wächst in zerstreuten Formationen häufig auf trockenen und feuchten Wiesen, in lichten Laub- und Mischwäldern und auf sommertrockenen, aber sandigen, feuchten oder lehmigen Böden.

Heutige Anwendungsgebiete

Innerhalb der Naturheilkunde wird Betonienkraut heute noch bei Erkältungen, bei Sodbrennen und gegen leichte Durchfälle verwendet. Als Bestandteil homöopathischer Arzneimittel wird die Pflanze gegen Asthma und übermäßige Schweißabsonderung eingesetzt.

Fast ein Drittel aller Menschen leidet unter Schlafstörungen. Mit einem Kissen voll Betonienkraut fördern Sie Ihren gesunden und erholsamen Schlaf auf ganz natürliche Weise.

Rezepte und Darreichungsformen

Betonientee

Indikation: Erkältungen, Sodbrennen, Durchfall
Zutaten: 1 gehäufter TL getrocknetes Betonienkraut, 250 ml Wasser
Zubereitung: Übergießen Sie das getrocknete Betonienkraut mit 1 Tasse kochendem Wasser, und lassen Sie den Tee mindestens 6 Minuten lang ziehen.
Einnahmeempfehlung: Trinken Sie den Tee 2- bis 3-mal täglich.

Betonienkissen

Indikation: Schlafstörungen
Herstellung: Füllen Sie einen kleinen, weitmaschigen Kissenbezug, ein Baumwollsäckchen oder einen Wollstrumpf mit 5 bis 6 Esslöffeln getrocknetem und geschnittenem Betonienkraut (Herba Betonicae). Legen Sie das kleine Betonienkissen nachts in Ihr Bett, es sollte dabei in Kopfnähe liegen. Das Kissen hilft bei Ein- und Durchschlafstörungen, Alpträumen und schlechtem Schlaf.

Gesunder Schlaf mit Betonie

Schlechter Schlaf, Schlafstörungen und Schlaflosigkeit sind weit verbreitete Volkskrankheiten: Für jeden dritten Deutschen ist ein durchgängiger erholsamer Schlaf nur ein schöner Traum. Jede Nacht wird einige Zeit durchwacht.

Viel zu oft und viel zu schnell wird dann nach synthetischen Schlafmitteln gegriffen. Hier kann Betonie helfen:

▶ Ein kleines Kissen, gefüllt mit Betonienkraut, fördert einen gesunden Schlaf.

Brennnessel

Die Pflanze

Sowohl die Kleine Brennnessel (Urtica urens) als auch die Große Brennnessel (Urtica dioica) wachsen auf nahezu jedem Boden, am liebsten mit hohem Kalkanteil wie auf Schuttplätzen. Die Brennnessel gehört zur Familie der Nesselgewächse (Urticaceae). Während die kleine Art kaum höher als 60 Zentimeter wird, erreicht die große Variante eine Höhe von bis zu 150 Zentimeter und darüber.

Die Blätter der Pflanze sind mit Brennhaaren besetzt, deren Spitzen bei Berührungen leicht abbrechen und an den betroffenen Hautstellen Brennen und Juckreiz hervorrufen. Die Brennnessel wird von April bis Mai geerntet. Verwenden Sie hierzu Handschuhe, und vermeiden Sie Pflanzen am Rand stark befahrener Straßen.

Verwendete Pflanzenteile und Inhaltsstoffe

Zu Heilzwecken werden für die Herstellung von Presssaft, öligen Auszügen, Tees und anderen Brennnesselpräparaten das ganze Kraut, Blätter, Wurzeln und Samen verwendet.

Zu den wichtigsten Inhaltsstoffen der Brennnessel gehören Gerbstoffe, Sitosterin, Lignane, Skopoletin, aber auch die Vitamine C und A sowie Kieselsäure und Eisen.

Anwendungsgebiete nach Hildegard

Die Brennnessel wurde von Hildegard gegen Magenverstimmungen, Verschleimungen, Lähmungserscheinungen, Lungenschmerzen, Vergesslichkeit und Konzentrationsprobleme eingesetzt.

»Die Brennnessel ist von warmer Natur. Wegen ihrer Rauheit nützt sie roh gegessen niemandem. Doch wenn sie frisch aus dem Boden wächst, nützt sie dem Menschen in gekochter Form, da sie den Magen reinigt und den Schleim aus ihm entfernt.« (»Physica«, Buch I/100)

Mit einfachen Handschuhen können Sie Brennnesseln selbst pflücken, ohne dass Sie eine brennende und juckende Haut bekommen.

29

Brennnesseln gegen Vergesslichkeit

Hildegard von Bingen kannte einen weiteren Verwendungszweck: *»Ein Mensch, der ohne es zu wollen vergeßlich ist, sollte die Brennessel zu Saft zerstoßen und etwas Olivenöl hinzumischen. Und wenn er sich abends zur Ruhe legt, soll er sich Brust und Schläfen damit einreiben, und dies solle er oft tun und die Vergeßlichkeit wird bei ihm gemindert werden.«* (»Causae et curae«, Buch IV/»Gegen Vergeßlichkeit«)

Heutige Anwendungsgebiete

In der Naturheilkunde ist die Brennnessel schon seit dem Altertum bekannt. In Form von Tees, Tinkturen, Presssaft und Suppen wird sie gegen Allergien, Blasenprobleme, Blutarmut, Hautunreinheiten, Gicht, Schuppenflechte und viele andere Beschwerden oft mit großem Erfolg eingesetzt.

Vor allem ihre blutdrucksenkenden und harntreibenden Wirkungen sind wissenschaftlich gut belegt.

▶ **Vorsicht** Brennnesselpräparate sollten nicht bei Wasseransammlungen (Ödemen) infolge eingeschränkter Herzfunktion angewendet werden!

Mit Brennnesseltee gibt es ein sanftes und wirksames Mittel gegen Frühjahrsmüdigkeit. Sie können zwischen Teebeuteln und getrocknetem Kraut wählen. Der Tee ist außerdem hilfreich bei Harnwegsentzündungen, Blasenproblemen, Allergien und Schuppenflechte.

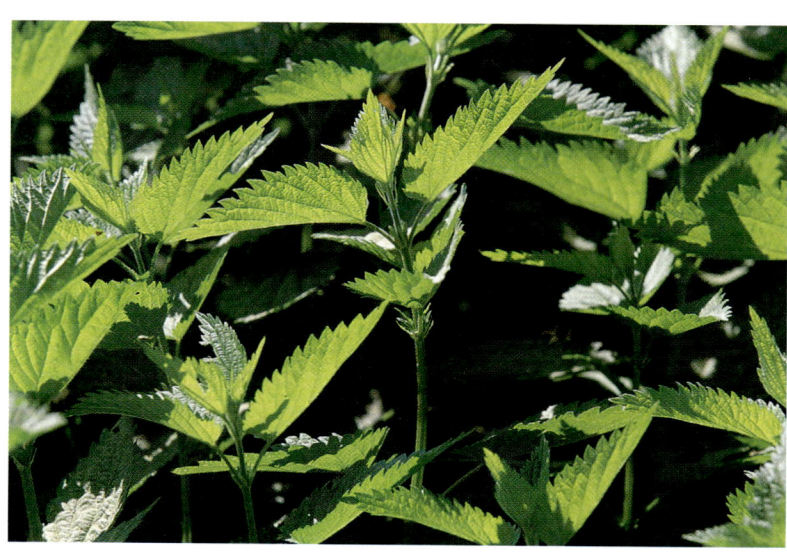

Brennnesseln sind nicht nur heilkräftig, sondern auch eine gesunde und wohlschmeckende Zutat für Suppen und Salate.

Rezepte und Darreichungsformen

Brennnesselsaft (Fertigpräparat)

Der aus jungem Brennnesselkraut gewonnene, mit Alkohol konservierte Presssaft (Succus Urticae) ist in Apotheken und Reformhäusern mit Hildegard-Heilmitteln erhältlich. Der Saft dient ausschließlich der äußerlichen Anwendung.

Indikation: Venenentzündung und andere Venenleiden

Anwendung: Tränken Sie eine sterile Leinen- oder Hanffaserauflage mit Brennnesselsaft und Wasser zu gleichen Teilen. Legen Sie die getränkte Auflage auf die betroffenen Hautbereiche, und wiederholen Sie diese Behandlung etwa 1 Woche lang 2-mal täglich

Brennnesselöl

Brennnesselöl wird aus einem öligen Brennnesselauszug, Olivenöl und Rosenöl angefertigt und als Fertigpräparat angeboten (Oleum Urticae). Sie können Brennnesselöl auch selbst zubereiten.

Indikation: Gedächtnis- und Konzentrationsschwäche, Vergesslichkeit

Zutaten: 30 g frisches Brennnesselkraut, 40 g kaltgepresstes Olivenöl

Zubereitung: Hacken Sie die jungen Brennnesseln mit einer Küchenmaschine möglichst fein, oder zermalmen Sie sie mit einem Pürierstab zu Brei. Vermischen Sie den Brei mit Olivenöl, und bewahren Sie das fertige Brennnesselöl in einem dunklen Glasfläschchen auf.

Anwendung: Reiben Sie das Brustbein und die Schläfen vor dem Schlafengehen mit Brennnesselöl ein. Hildegard empfiehlt diese Anwendung über einen langen Zeitraum, am besten über Monate.

Für den Tee überbrühen Sie 1 Beutel Brennnesseltee oder 1 Esslöffel getrocknetes Brennnesselkraut mit 1 großen Tasse kochendem Wasser. 10 Minuten lang zugedeckt ziehen lassen und durch ein Sieb abseihen. Eventuell mit etwas Honig süßen. Trinken Sie kurmäßig zwischen 4 und 8 Wochen lang täglich 3 Tassen Tee.

Brennnesselgemüse

Indikation: Magenverstimmungen und -schmerzen, zur Entschlackung und Blutreinigung

Zutaten: 150 g Brennnesselblätter, 1 EL Olivenöl, 3 EL Wasser

Zubereitung: Brennnesselblätter blanchieren und pürieren. Öl in einem kleinen Topf erhitzen, Brennnesseln und Wasser hinzugeben und bei schwacher Hitze dünsten. Mit etwas Salz und Pfeffer würzen.

Einnahmeempfehlung: 3-mal wöchentlich je 1 kleine Portion.

Fenchel

Die Pflanze

Der Fenchel (Foeniculum vulgare) wird auch als Frauenfenchel, Langer Anis oder Gemeiner Fenchel bezeichnet. Die Pflanze gehört zur Familie der Doldengewächse (Apiaceae) und ist mit dem Anis verwandt. Der gelb blühende Fenchel benötigt einen sonnigen Standort und ausreichend Feuchtigkeit. Zur Gewinnung des Fenchelsamens wird die bis zu zwei Meter hohe Pflanze vielfach feldmäßig angebaut. Die Ernte findet im Sommer statt.

Fenchel ist nicht nur eine wirksame Heilpflanze, sondern auch ein köstliches Gemüse für die Küche – kalorien- und fettarm –, ideal fürs gesunde Abnehmen.

Verwendete Pflanzenteile und Inhaltsstoffe

In der Naturheilkunde werden vor allem die Fenchelfrüchte, aber auch die Knollen und Blätter verwendet. Zu den wichtigsten Bestandteilen der Pflanze gehören ätherische Öle, insbesondere Fenchon und Anethon, sowie Zucker, Eiweiß und Stärke.

Anwendungsgebiete nach Hildegard

Die Pflanze hilft bei Verdauungsstörungen, Untergewicht, Magersucht, körperlich-seelischer Schwäche, Husten, Verschleimung der Bronchien, Augenbeschwerden und depressiven Verstimmungen.

Abnehmen mit Fenchel

Für Übergewichtige ist Fenchel das ideale Abspeckgemüse:

▶ Fenchel bindet Fettmoleküle schon im Darm, so dass sich weniger Fett um Bauch, Hüften, Po und Oberschenkel ansetzen kann.

▶ Außerdem beseitigt Fenchel das »nasse Fett« im Bauch, d. h. Wasseransammlungen, die von vielen Molligen fälschlich als Depotfett angesehen werden.

▶ Tipp: Jungen Fenchel als Rohkost!

Die heilige Hildegard über Fenchel

»In welcher Weise auch immer er [Fenchel] gegessen wird, schenkt er dem Menschen Fröhlichkeit, eine angenehme Wärme und guten Schweiß und sorgt für eine gute Verdauung. Und auch sein Same ist wärmend und nützt der Gesundheit, wenn er in Heilmitteln anderen Kräutern beigemischt wird. Wer nämlich Fenchel oder Fenchelsamen täglich nüchtern ißt, der mindert den schlechten Schleim und das Gefaulte in ihm und verhindert den schlechten Geruch seines Atems. Und auch macht er die Augen klar.

Wer einen schlechten und verschleimten Magen hat, der nehme Fenchel und etwas mehr Brennessel und Liebstöckel, doppelt so viel wie jene zwei, und daraus fertige er mit etwas Mehl oder Brot eine Speise und esse sie häufig.

Sogar wenn ein Mensch von Melancholie geplagt wird, so soll er Fenchel zu Saft zerstoßen und sich Stirn, Schläfen, Brust und Magen damit einsalben, so wird die Melancholie verschwinden.

Wenn einer gebratenes Fleisch oder Fische oder andere gebratene Speisen gegessen hat und dadurch Schmerzen leidet, so esse er danach Fenchel oder seinen Samen und die Schmerzen werden gelindert.«

(»Physica«, Buch I/66)

Heutige Anwendungsgebiete

Fenchel ist ein weit verbreitetes und beliebtes Naturheilmittel. Inzwischen konnte der wissenschaftliche Nachweis erbracht werden, dass das ätherische Fenchelöl den Schlag der Flimmerhärchen in den Atemwegen beschleunigt und somit Auswurf fördernd wirkt. Doch neben den schleimlösenden sind auch die entzündungshemmenden, krampflösenden, antiseptischen, appetitanregenden und blähungswidrigen Wirkungen belegt. So sind Fencheltees allgemein als wirkungsstarke Mittel gegen Husten, Erkältungen und Verdauungsbeschwerden bekannt.

Im pharmazeutischen Fachhandel werden die Fenchelfrüchte in Teebeuteln oder ganz (Foeniculi fructus tot.), zu Pulver vermahlen (Foeniculi fructus pulv.) und zerdrückt (Foeniculi fructus cont.) angeboten. Neben Tees sind auch Fenchelsirup, Fenchelhonig und Fenchelextrakte zu haben.

Melancholie, Traurigkeit und Niedergeschlagenheit wurden von der heiligen Hildegard mit Fenchel erfolgreich bekämpft. Diese Methode steht auch Ihnen heute offen.

Rezepte und Darreichungsformen

Fencheltee

Indikation: Husten, Bronchialkatarrh, Verschleimung der Atemwege, Verdauungsstörungen

Zutaten: 3 TL Fenchelfrüchte (möglichst zerdrückt), 200 ml Wasser, 1 TL Honig

Zubereitung: Übergießen Sie die Fenchelfrüchte mit kochendem Wasser, und lassen Sie den Tee 6 Minuten lang zugedeckt ziehen. Süßen Sie das Ganze nach Wunsch mit etwas Honig.

Einnahmeempfehlung: Trinken Sie 2- bis 3-mal täglich 1 Tasse Fencheltee.

Moderne Büroarbeit bedeutet heute meist Arbeit mit dem Computer. Dabei werden die Augen oft überanstrengt. Mit Fenchel können Sie sich Kompressen zubereiten, damit sich Ihre Augen wieder erholen.

Fenchelaugenkompressen

Indikation: Augenbeschwerden, wie sie vor allem nach Überanstrengung der Augen auftreten

Zutaten: 2 TL Fenchel (möglichst zerdrückt), 150 ml Wasser

Zubereitung: Übergießen Sie den Fenchel mit 1 Tasse heißem Wasser, und lassen Sie das Ganze 10 Minuten lang ziehen.

Anwendung: Lassen Sie den Tee eine Weile abkühlen, und befeuchten Sie dann sterile Kompressen oder Wattebäuschchen mit dem lauwarmen Tee. Legen Sie die Kompressen mindestens 15 Minuten lang auf die geschlossenen Augen.

Fenchelgranulat

Das Granulat kann über den Hildegard-Vertrieb als Fertigpräparat (Granula Foeniculi) bezogen werden.

Indikation: Mundgeruch, Magenbeschwerden, Blähungen, Verdauungsstörungen

Anwendung: Lassen Sie bei Bedarf mehrmals täglich einige Granulatkörnchen langsam im Mund zergehen.

Alternativ zu dieser Anwendung besteht auch die Möglichkeit, die unverarbeiteten Fenchelkörner zu zerkauen. Darüber hinaus werden Fencheltabletten angeboten, von denen Sie 3 bis 5 Stück am Tag lutschen können.

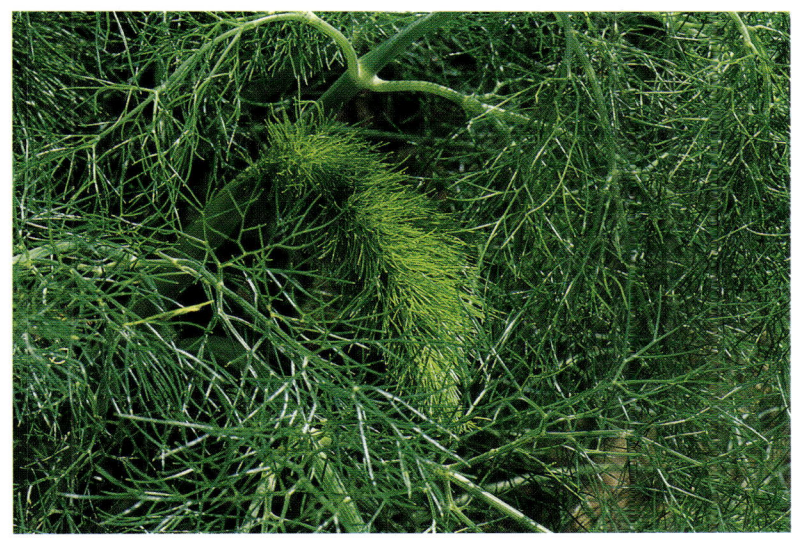

Das Kraut gehört zu den am wenigsten verwendeten Teilen des Fenchels, besitzt aber durchaus auch heilende Kräfte.

Fenchel-Dill-Wein

Hier wird Gemüsefenchelkraut benötigt, das im Handel selten angeboten wird. Sammeln und trocknen Sie also selbst das Kraut des Gemüsefenchels.

Indikation: Husten, Lungenverschleimung

Zutaten: 15 g getrocknetes Fenchelkraut, 15 g getrocknetes Dillkraut, 5 g Andornkraut, 1 l Wein

Zubereitung: Kochen Sie die Kräutermischung mindestens 5 Minuten lang im Wein, und seihen Sie die Kräuter anschließend ab.

Einnahmeempfehlung: Nehmen Sie 3-mal täglich je 1 Likörglas warmen Fenchel-Dill-Wein ein.

Fenchel-Süßholz-Saft

Der im Fachhandel erhältliche Fenchel-Süßholz-Saft (Concentratum cardiale) wird unter Verwendung der Fenchelfrüchte und der Wurzel der Süßholzpflanze hergestellt.

Indikation: als ergänzendes Mittel bei Herzbeschwerden

Einnahmeempfehlung: Nehmen Sie über einen längeren Zeitraum 3-mal täglich je 1 Likörglas voll ein.

In Deutschland ist Fenchel ein klassisches Wintergemüse, das hauptsächlich von Oktober bis April angeboten wird. Hildegard empfiehlt die rohe Knolle als Universalmittel zur Gesunderhaltung.

35

Galgant

Die Pflanze

Galgant (Alpinia galanga) ist eine Staude, aus deren knollenartigen Wurzeln meterhohe Stängel wachsen. Die Pflanze gehört zur Familie der Ingwergewächse (Zingiberaceae) und wird insbesondere auf der chinesischen Insel Hainan, aber auch auf dem südchinesischen Festland sowie in Thailand und Indien angebaut.

Galgant ist als Heilpflanze in China und Japan sehr beliebt. In Europa waren die positiven Wirkungen dieser Staude lange vergessen – und werden zurzeit wieder entdeckt.

Verwendete Pflanzenteile und Inhaltsstoffe

Für Heilzwecke werden die pulverisierten oder geschnittenen Galgantwurzeln verwendet. Das scharf schmeckende Gewürz wird aus den bis zu zehn Jahre alten, getrockneten Wurzeln hergestellt. Zu den bekannten Wirkstoffen gehören ätherische Öle wie Cineol und Eugenol, Harze wie Alpinol und Galangol sowie Gerbstoffe und bittere Flavonderivate. Die im ätherischen Öl enthaltenen Scharfstoffe wirken beispielsweise einer Verklumpung der Blutplättchen entgegen, die bei einem Herzinfarkt ein Blutgerinnsel bilden und dadurch ein Herzgefäß verschließen.

Anwendungsgebiete nach Hildegard

Hildegard maß der Galgantwurzel eine große Bedeutung bei und setzte sie gegen vielerlei Beschwerden ein:

»Der Galgant ist sehr warm, er hat nichts Kaltes an sich und ist sehr heilkräftig. Wer hitziges Fieber in sich trägt, mache aus Galgant ein Pulver und trinke dieses Pulver in Quellwasser, und das hitzige Fieber wird gelöscht werden. Wer aber im Rücken oder in der Seite aufgrund der üblen Säfte an Schmerzen leidet, der siede Galgant in Wein und trinke den warmen Wein oft, so wird der Schmerz schwinden. Und wer Herzschmerzen hat und im Herzen schwach ist, der esse schnell genügend Galgant, so wird es ihm besser gehen.« (»Physica«, Buch I/13)

Heutige Anwendungsgebiete

Während Galgant in Europa medizinisch bisher noch wenig erforscht wurde, sollen japanische Wissenschaftler in der Wurzel bereits zahlreiche Heilwirkungen entdeckt haben, von denen auch die heilige Hildegard berichtete.

▶ Amerikanische Forscher konnten in der Pflanze darüber hinaus Krebs hemmende Substanzen nachweisen.

▶ Ferner wurden schmerzstillende, krampflösende und entzündungshemmende Wirkungen ausgemacht.

▶ In der modernen Pharmazie wird die Pflanze als Bestandteil von Destillaten wie beispielsweise Melissengeist verwendet.

▶ Die heutigen Anhänger der Hildegard-Heilkunde verwenden Galgant vor allem als universales Herzmittel und auch bei Magenbeschwerden.

Rezepte und Darreichungsformen

Im Fachhandel und in Apotheken, die sich auf Hildegard-Heilkunde spezialisiert haben, sind inzwischen folgende Galgantpräparate erhältlich:

▶ Galgantwurzeln (Rhizoma galangae) in ganzer, geschnittener oder pulverisierter Form

▶ Galganttabletten

▶ Galganthonig

▶ Galgantkekse

▶ Galgantgranulat

Galgantwurzelgewürz

Das in der asiatischen Küche häufig verwendete Galgantpulver hilft bei Herzbeschwerden, Appetitlosigkeit, Leibschmerzen, Verdauungsstörungen und Blähungen.

Die Anwendung ist ganz einfach: Würzen Sie Ihr Essen regelmäßig mit Galgant.

▶ **Vorsicht** Unterschätzen Sie die Schärfe des Gewürzes nicht.

Wollen Sie einmal ein neues, fremdartiges und sehr reizvolles Gewürz aus Asien ausprobieren? Mit Galgant steht Ihnen ein solches zur Verfügung. Und zugleich tun Sie Ihrer Gesundheit etwas Gutes.

Galganttabletten (Fertigpräparat)

Besonders einfach ist die Einnahme von Galganttabletten (Tabulettae Galangae), für die der pulverisierte Galgantwurzelstock in Tablettenform gepresst wird.

Indikation: Angina pectoris, Herzschmerzen, Herzstechen, Herzrhythmusstörungen, Leibschmerzen, Darmbeschwerden, Koliken, Blähungen, Kopfschmerzen, Menstruationsbeschwerden

Einnahmeempfehlung: Lassen Sie je nach Bedarf 1- bis mehrmals täglich 1 Tablette in der Backentasche zergehen. Die Tabletten sollten weder gekaut noch geschluckt werden. Sollten Ihnen die Tabletten zu scharf sein, können Sie sie in Wasser oder Tee auflösen.

Alternativ zu den Galganttabletten können Sie auch Galgantgranulat einnehmen. Beides sind Fertigpräparate aus der Apotheke.

Galganthonig (Fertigpräparat)

Galganthonig (Mel Galangae) wird aus pulverisierten Wurzeln und Honig hergestellt und ist sehr viel milder als das scharfe Pulver. Für Menschen, die scharfe Gewürze meiden, wird der Honig im Handel mit 5, 10, 20 oder 30 Prozent Galgantanteil angeboten.

Indikation: Herzbeschwerden, Herzstechen, nervöses Herz, Herzrhythmusstörungen, Kreislaufschwäche, Schwindel, Leibschmerzen, Fieber, Verdauungsstörungen

Einnahmeempfehlung: Nehmen Sie 3-mal täglich 1 gestrichenen Teelöffel Galganthonig ein. Lassen Sie den Honig im Mund zergehen.

Galgantwein

Indikation: Herzbeschwerden, Herzschmerzen, Kreislaufschwäche, Schwindel, Leibschmerzen, Rückenschmerzen, Durchblutungsstörungen

Zutaten: 250 ml Wein, 1 TL geschnittene Galgantwurzeln

Zubereitung: Erhitzen Sie den Wein mit den geschnittenen Galgantwurzeln auf dem Herd, und bringen Sie das Ganze zum Kochen. Lassen Sie den Wein anschließend 5 Minuten lang bei geschlossenem Deckel sprudelnd kochen. Geben Sie die Wurzeln durch ein Sieb, und lassen Sie den Wein ein wenig abkühlen.

Einnahmeempfehlung: Trinken Sie 2-mal täglich oder bei Bedarf je 1 Likörglas warmen Galgantwein in kleinen Schlückchen.

Liebstöckel

Die Pflanze

Bei Liebstöckel handelt es sich um ein ein bis zwei Meter hohes Kraut, das zur Familie der Doldenblütler (Apiaceae) gehört und auch als Maggikraut, Badekraut oder Wasserkräutel bekannt ist. Die dunkelgrünen Blätter der Pflanze werden gerne in der Küche verwendet. Der Geschmack der Blätter, Samen und Früchte erinnert an Sellerie. Liebstöckel wird auch als Zierpflanze gezogen. Die Blütezeit liegt im Juli und August; das Kraut trägt kleine, gelbliche Blüten.

Verwendete Pflanzenteile und Inhaltsstoffe

Während für die Herstellung von Gewürzen meist die Blätter der Pflanze verwendet werden, werden für die Zubereitung von Arzneimitteln vorwiegend das Liebstöckelkraut und besonders der Wurzelstock eingesetzt.

Zu den wichtigsten Inhaltsstoffen, die vor allem im Wurzelstock enthalten sind, zählen:

▶ Ätherische Öle, insbesondere Phthaliden
▶ Kumarin
▶ Umbelliferon
▶ Vitamine und Harze

Sowohl als Küchenkraut als auch als Zierpflanze ist Liebstöckel hierzulande beliebt. Aber nur wenige Menschen wissen um die starken Heilwirkungen dieses Krauts.

Liebstöckel in der Küche

Die Familie der Doldengewächse ist unentbehrlich für jede gute Küche: Kümmel, Dill, Fenchel, Anis, Koriander, Petersilie, Sellerie und die wilde Möhre gehören zur gleichen botanischen Familie wie Liebstöckel.

▶ Liebstöckel können Sie ganz einfach mitkochen.

▶ Liebstöckel eignet sich für alle kräftigen Suppen und Eintöpfe Mit Liebstöckel erreichen Sie einen deftigen Geschmack ohne viel Salz.

Anwendungsgebiete nach Hildegard

Die heilige Hildegard empfiehlt Liebstöckel u. a. bei folgenden Erkrankungen:

▶ Schilddrüsenüberfunktion
▶ Verdickung der Schilddrüse
▶ Drüsenschwellung im Halsbereich
▶ Schmerzhaftem Husten

Liebstöckel wird gerne für Kräuterschnäpse und Magenbitter verwendet. Das Kraut besitzt starke Heilwirkungen bei Völlegefühl, Sodbrennen und Magenproblemen nach (zu) fettem Essen.

»*Wenn einem Menschen die Drüsen am Hals schmerzen, so daß seine Halsadern angeschwollen sind, dann nehme er Liebstöckel und etwas mehr Gundelrebe und koche alles in Wasser. Nachdem das Wasser ausgegossen wurde, lege er das [Kraut] noch warm um den Hals, da seine Halsadern übermäßig ausgedehnt sind, und er wird geheilt.*

Wenn ein Mensch in der Brust hustet, so daß er dort zuerst Schmerzen hat, dann nehme er gleichviel Liebstöckel und Salbei und doppelt so viel Fenchel wie diese beiden, und er lege alles zusammen in guten Wein, bis er den Geschmack der Kräuter annimmt, und nachdem er die Kräutlein weggeworfen, wärme er diesen Wein und trinke ihn noch warm nach dem Essen bis er geheilt ist.« (»Physica«, Buch I/139)

Heutige Anwendungsgebiete

Die harntreibenden, krampflösenden, menstruationsfördernden und blähungsmindernden Wirkungen haben Liebstöckel auch für die moderne Pharmaindustrie sehr interessant gemacht: So ist Liebstöckel beispielsweise in harntreibenden Mitteln und Arzneien gegen Wassersucht enthalten.

Teezubereitungen werden in der Volksheilkunde bei folgenden Verdauungsbeschwerden eingesetzt:

▶ Sodbrennen
▶ Aufstoßen
▶ Völlegefühl

Doch auch in Kräuterlikören und -schnäpsen werden Extrakte der Pflanze gerne verwendet.

Rezepte und Darreichungsformen

Liebstöckeltee

Liebstöckeltee lässt sich einfach und schnell zubereiten und eignet sich dadurch vorzüglich zur Behandlung zahlreicher Verdauungsbeschwerden. Es empfiehlt sich deshalb, immer etwas getrocknetes Liebstöckelkraut auf Vorrat zu haben.

Indikation: Verdauungsbeschwerden, Sodbrennen, zur Unterstützung der Nierentätigkeit

Zutaten: 2 TL getrocknetes Liebstöckelkraut (Levistici Herba), 150 ml Wasser, nach Wunsch etwas Honig

Zubereitung: Übergießen Sie das Kraut mit dem kochenden Wasser, und lassen Sie den Tee 10 bis 15 Minuten lang zugedeckt ziehen. Geben Sie die Kräuter vor dem Genuss durch ein Sieb, und süßen Sie nach Wunsch mit 1 bis 2 Teelöffeln Honig.

Einnahmeempfehlung: Trinken Sie 2- bis 3-mal täglich 1 Tasse Tee zwischen den Mahlzeiten.

Gegenanzeigen: Liebstöckeltee darf nicht bei Entzündungen der Nieren und der ableitenden Harnwege getrunken werden.

Liebstöckelkräutermischung

Die Liebstöckelkräutermischung (Species Levistici) wird im Fachhandel auch unter der Bezeichnung »Strumakräuter« angeboten. Die Mischung wird gemäß Hildegards Empfehlung aus Liebstöckel und Gundelrebe hergestellt.

Indikation: Verdickung der Schilddrüse (Kropf), Drüsenschwellungen im Halsbereich

Anwendung: Kochen Sie 2 bis 3 gehäufte Esslöffel der Mischung mit 500 Milliliter Wasser kurz auf. Gießen Sie das Wasser ab, fangen Sie die Kräuter in einem feinen Sieb auf.

Verteilen Sie die feuchten, warmen Kräuter auf einem dünnen Tuch, schlagen Sie das Tuch ein, und legen Sie es als Umschlag auf den betroffenen Halsbereich auf. Lassen Sie den Umschlag so lange einwirken, bis er keine Wärme mehr abstrahlt. Legen Sie den Umschlag bei Beschwerden 1-mal täglich auf.

Als Strumakräuter werden oftmals Kräutermischungen mit Liebstöckel und Gundelrebe angeboten. Sie können diese Mischungen aber auch selbst herstellen.

Dem Liebstöckel wurde auch potenzsteigernde Wirkung nachgesagt. Die Volksmedizin versuchte immer wieder, Liebestränke daraus zu brauen – allerdings ohne Erfolg.

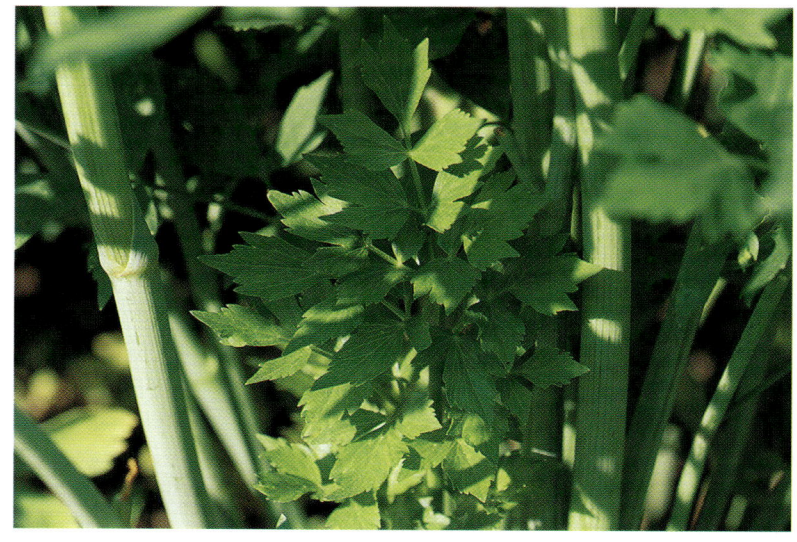

Frisches Liebstöckelkraut zu Eintöpfen oder Gemüse und Fleisch erhöht Wohlgeschmack und Bekömmlichkeit der Speisen. Allerdings muss man es dazu mitkochen lassen.

Liebstöckelsaft (Fertigpräparat)

Für die Herstellung von Liebstöckelsaft wird frisch gepresster Liebstöckelsaft mit Alkohol konserviert (Succus Levistici).

Indikation: Störungen der Monatsregel, Menstruationsbeschwerden

Einnahmeempfehlung: Nehmen Sie 2- bis 3-mal täglich 15 bis 20 Tropfen Liebstöckelsaft ein.

Gegenanzeigen: Liebstöckelsaft darf nicht bei Entzündungen der Nieren und der ableitenden Harnwege getrunken werden.

Liebstöckelwein

Indikation: Schmerzhafter Husten, akute Bronchitis, Rippen- und Brustfellentzündung

Zutaten: 10 g Liebstöckel, 10 g Salbei, 40 g Fenchel, 1 l Wein

Zubereitung: Legen Sie die Kräuter mindestens 1, besser jedoch 2 Tage lang im Wein ein, bis er den Kräutergeschmack angenommen hat. Geben Sie die Kräuter dann durch ein Sieb.

Einnahmeempfehlung: Trinken Sie nach dem Mittag- und Abendessen jeweils 1 Likörglas des Liebstöckelweins. Wärmen Sie den Wein jedoch auf, bevor Sie ihn genießen.

Muskatnuss

Die Pflanze

Der Muskatnussbaum (Myristica fragans) gehört zu den immergrünen Muskatnussgewächsen (Familie der Myristicaceae). Die Muskatnuss ist der in den fleischigen Beerenfrüchten enthaltene Samen und eines der beiden Gewürze des Muskatnussbaums. Das andere Gewürz ist die Muskatblüte oder Macis. Der Baum erreicht eine Höhe von 10 bis 20 Meter.

Verwendete Pflanzenteile und Inhaltsstoffe

Für Heilzwecke wird die geriebene Muskatnuss, also der Samen der Pflanze, verwendet. Zu den wichtigsten Inhaltsstoffen zählen:

▶ Myristizin
▶ Safrol
▶ Eugenol

Anwendungsgebiete nach Hildegard

Nach Hildegard ist die Muskatnuss ein ausgezeichnetes Mittel zur Harmonisierung der Psyche. So empfiehlt sie die Pflanze bei Traurigkeit, Erschöpfung, depressiven Verstimmungen, Trägheit, Nervenleiden und psychischen Erkrankungen sowie als blutreinigendes Mittel. »Wenn aber ein Mensch die Muskatnuß ißt, so macht sie sein Herz weit und reinigt seine Sinne und bringt ihm klaren Verstand. Pulverisiere Muskatnuß und zu gleicher Menge Zimt und etwas Nelken. Und bereite dann aus diesem Pulver, Semmelmehl und etwas Wasser kleine Kuchen und esse diese oft, und die Bitterkeit des Herzens und des Sinnes wird gedämpft, und das Herz und die trüben Sinne werden geöffnet, und dein Geist wird freudig, die Sinne gereinigt, und es werden alle schädlichen Säfte in dir gemindert und auch wird der Saft deines Blutes gebessert und es macht dich stark.« (»Physica«, Buch I/21)

Bei Depressionen, Traurigkeit und Nervenleiden zeigt sich Muskat von seiner besten Seite: Stimmungsaufhellende Faktoren nennen es die Ärzte. Kultiviert wird der Baum in Südamerika und Ostafrika, auf Java und Sumatra und in Indonesien.

Heutige Anwendungsgebiete

Seit Jahrtausenden ist bekannt, dass Muskatnuss entzündungshemmend, antidepressiv und krampflösend wirkt. In der Volksheilkunde wird die Muskatnuss vor allem bei der Behandlung von chronischen Bronchialkrankheiten, rheumatischen Erkrankungen und Gicht eingesetzt. Muskatnuss gilt als blut- und leberreinigend.

Muskatnuss sollte nie zu hoch dosiert werden, da es sonst zu starker Übelkeit kommen kann. Die Einnahme von mehr als fünf Nüssen kann sogar zum Tod führen. In geringer Dosierung ist die Muskatnuss jedoch ein vielseitiges und wirkungsvolles Heilmittel.

Rezepte und Darreichungsformen

Muskatnusspulver

Indikation: Verdauungsbeschwerden, depressive Verstimmungen, Erschöpfungszustände, Konzentrationsprobleme
Anwendung: Würzen Sie Ihre Speisen regelmäßig mit Muskatnusspulver. Nach Möglichkeit sollten Sie die Muskatnuss dazu immer selbst reiben, da gekauftes Pulver oft schal schmeckt und weniger wirkungsvoll ist. Dosieren Sie das Gewürz jedoch nicht zu hoch. Meist genügt schon 1 Messerspitze.

Muskatnusskekse

Indikation: Nervenleiden, Nervosität, depressive Verstimmungen, Traurigkeit, Erschöpfungszustände, psychosomatische Erkrankungen, Konzentrationsprobleme, Verwirrungszustände
Zutaten: 350 g Honig, 350 g Butter, 4 Eier, 1500 g Dinkelmehl (fein gemahlen), 50 g frisch gemahlenes Muskatnusspulver, 50 g Zimtpulver, 10 g Nelkenpulver, 1 Prise Salz
Zubereitung: Rühren Sie Honig, Butter und Eier schaumig, und geben Sie das Dinkelmehl hinzu. Rühren Sie dann das Muskatnuss-, Zimt- und Nelkenpulver sowie die Prise Salz ein, und kneten Sie einen festen Teig. Stellen Sie den Teig über Nacht kalt. Rollen Sie ihn am nächsten Tag ganz dünn aus, und stechen Sie Kekse aus. Backen Sie die Kekse auf einem leicht eingefetteten Blech bei 180 °C etwa 5 bis 10 Minuten lang im Ofen.
Einnahmeempfehlung: Essen Sie 3 bis 6 Kekse über den Tag verteilt über eine längere Zeitspanne von mindestens einigen Wochen.

Petersilie

Die Pflanze

Die Petersilie (Petroselinum crispum) gehört zur Familie der Doldenblütler (Apiaceae) und wird auch als Petersilienkraut, Peterling
oder Suppenkraut bezeichnet. Die Pflanze erreicht eine Höhe von
30 bis 100 Zentimeter, die Blütezeit liegt zwischen Juni und August.
Grundsätzlich ist zwischen der Blattpetersilie und der Wurzelpetersi-
lie zu unterscheiden. Während die Blätter während des ganzen Jahres
außer zur Blütezeit geerntet werden können, werden die Wurzeln
meist im November gesammelt. Es gibt Petersilie mit dunkelgrünen,
glatten, aber auch mit eher hellgrünen, krausen Blättern, wobei sich
beide Formen für Heilzwecke eignen.

Verwendete Pflanzenteile und Inhaltsstoffe

Für die Herstellung von Naturmedikamenten werden Blätter, Wurzeln und Samen verwendet. Petersilie enthält einige interessante
Wirkstoffe. Dazu gehören Flavonoide wie Apiin oder Falcarinol, der
Hauptwirkstoff Apiol, ferner Myristizin, Mangan, Eisen, Kalzium sowie die Vitamine C, E, Folsäure und Niazin.

**»Petersil' und Suppen-
kraut wächst in uns'rem
Garten …«** Schon in al-
ten Kinderliedern ist die
Petersilie bekannt und
beliebt. Dass dieses
Kraut jedoch auch starke
Heilwirkungen besitzt,
wissen nur recht wenige
Menschen.

Enzymlieferant Petersilie

Kräuter wie Petersilie, Basilikum
oder Schnittlauch sind reich an En-
zymen. Enzyme sind empfindliche
Eiweißstoffe, die entscheidend am
gesunden Stoffwechsel im Organismus beteiligt sind. Durch Konservierung und Erhitzen über 40 °C
werden Enzyme zerstört.

▶ Wenn Sie regelmäßig Petersilie zu
sich nehmen, erhöhen Sie die Ab-
wehrkraft Ihres Organismus auf ganz
natürliche Weise.

▶ Als gesundes Abendessen empfiehlt sich etwas Rohkost (z. B. Möhre, Paprika, Gurke), Vollkornbrot und
reichlich Petersilie.

Anwendungsgebiete nach Hildegard

Hildegard verwendete die Petersilie vor allem bei Nieren- und Blasensteinen, leichtem Fieber und rheumatischen Erkrankungen.

»Die Petersilie ist von starker Natur und trägt mehr Wärme in sich als Kälte. Sie ist für den Menschen roh gesünder und nützlicher als gekocht zu essen. [Sie] vertreibt das Fieber, so es den Menschen nur leicht berührt ohne ihn tief zu erschüttern. Und wer an Steinen leidet, der vermische die Petersilie mit einem Drittel Steinbrech, koche die Kräuter in Wein, siehe es durch ein Tuch und trinke dies im Schwitzbad.« (»Physica«, Buch I/68)

»Ein Mensch mit weichem Fleische, der durch übermäßiges Trinken an einer Stelle seines Leibes von der Gicht geplagt wird, soll Petersilie nehmen und viermal so viel Raute und alles mit Olivenöl in einem Topf braten. Diese Kräuter lege er solange sie noch heiß sind auf die schmerzende Stelle und lege ein Tuch darüber, um sie darauf festzubinden.« (»Causae et curae«, Buch IV/»Gegen Gicht«)

Vorsicht: Petersilie enthält den Wirkstoff Apiol, der in höherer Dosis Nierenreizungen und in der Schwangerschaft sogar Frühgeburten auslösen kann. Daher sollten Petersilienpräparate immer vorsichtig und nach Anweisung dosiert werden.

Heutige Anwendungsgebiete

Die Petersilie kennt man vor allem als wertvolles Küchenkraut, das viel Vitamin C, lebenswichtige Mineralien und Enzyme enthält. Doch auch die harntreibenden, schwach krampflösenden und blähungswidrigen Wirkungen machen Petersilie zu einem beliebten Mittel – zur Entwässerung, bei Nieren- und Blasenproblemen sowie bei Menstruationsstörungen und Blähungen. In der heutigen Pharmaindustrie wird Petersilie bei der Herstellung von harntreibenden Mitteln verwendet und gegen Nierenerkrankungen eingesetzt. Auch wird die Pflanze in der Homöopathie gegen Harnröhrenentzündungen und Hämorrhoidalleiden verschrieben.

Moderne Untersuchungsergebnisse belegen, dass Petersilienkraut die Therapie bei Blasenschwäche, Diabetes mellitus, Eisenmangel, Menstruationsstörungen, Harnsteinen und Wassersucht unterstützt, während Petersilienwurzeln bei Blähungen, Appetitstörungen, Harnsteinen und zur Vorbeugung und begleitenden Therapie bei vielen Krebserkrankungen angezeigt ist.

Rezepte und Darreichungsformen

Frische Petersilie

Indikation: Appetitlosigkeit, Vitaminmangel, Immunschwäche, Nieren- und Blasenprobleme, leichtes Fieber

Einnahmeempfehlung: Verwenden Sie das frische Kraut regelmäßig bei der Zubereitung Ihrer Speisen.

Petersilientee

Indikation: Menstruationsbeschwerden, prämenstruelles Syndrom, Harnsteinleiden, Appetitlosigkeit, Blasenschwäche, leichtes Fieber

Zutaten: 2 TL getrocknete Petersilienwurzel, 250 ml Wasser

Zubereitung: Übergießen Sie die Petersilie mit dem kochenden Wasser, und lassen Sie den Tee 10 Minuten lang zugedeckt ziehen. Geben Sie den Tee durch ein Sieb.

Einnahmeempfehlung: Trinken Sie bei akuten Beschwerden täglich 1 bis 2 Tassen Tee.

Petersilienauflage

Indikation: Gicht, Gelenkschmerzen, Hexenschuss, Ischialgien, rheumatische Erkrankungen

Zutaten: 20 g frisches Petersilienkraut, 80 g Rautekraut, 2–3 EL Olivenöl (kaltgepresst)

Zubereitung: Braten Sie die Kräuter im Olivenöl kurz an. Geben Sie die noch heißen Kräuter in ein dünnes Leinentuch, und legen Sie das Tuch auf die schmerzenden Bereiche. Fixieren Sie die Auflage mit einem dicken Tuch.

Anwendung: Legen Sie das warme Kräutertuch bei Bedarf 1- bis 2-mal täglich auf.

▶ **Vorsicht** Manche Menschen reagieren empfindlich auf Rautekraut und vertragen die Kräuterauflage nicht. Probieren Sie die Anwendung daher zunächst an einer kleinen Hautstelle aus, bevor Sie größere Bereiche behandeln. Da Raute photosensibilisierend wirkt, rötet sich die behandelte Haut bei Sonnenbestrahlung schneller, was vor allem im Sommer zu bedenken ist.

Die gichtlindernde Wirkung von Petersilie war der heiligen Hildegard wohlbekannt. Auch heute steht uns mit diesem Küchenkraut ein natürliches und nebenwirkungsfreies Heilmittel gegen dieses Leiden zur Verfügung.

Quendel

Die Pflanze

Quendel (Thymus serpyllum) ist eine ausdauernde, immergrüne, aromatische Pflanze, die eine Höhe von 10 bis 30 Zentimeter erreicht und zur Gattung Thymus der Familie Lamiaceae zählt. Quendel ist auch als Feldthymian oder Sandthymian bekannt und in ganz Europa zu Hause. Das Kraut wächst bevorzugt in sonnigen Lagen, an Feldern, Wegrändern und Böschungen. Die rosaroten Blüten blühen zwischen Juli und September, geerntet wird zwischen Juni und August.

Bei Akne, juckender Haut und Neurodermitis bietet Quendel eine gesunde und natürliche Alternative zu dem oft verwendeten Kortison.

Verwendete Pflanzenteile und Inhaltsstoffe

In der Hildegard-Heilkunde wird das Quendelkraut, vor allem die oberen Abschnitte, verwendet. Zu den Wirkstoffen zählen das ätherische Öl Thymol, Karvakrol, Linalool, Pinen und Gerbstoffe.

Anwendungsgebiete nach Hildegard

Quendel gehört zu den wichtigsten Gewürzen der Hildegard-Heilkunde. Hildegard empfiehlt Quendel gegen Hauterkrankungen, Neurodermitis, Ekzeme, Juckreiz, Akne und unreine Haut, aber auch bei Konzentrationsstörungen, Vergesslichkeit, geistiger Erschöpfung und Gedächtnisschwäche.

»Ein Mensch, dessen Fleisch krank ist, so daß es wie die Krätze ausblüht, der esse Quendel oft zu Fleisch oder im Mus gekocht, so wird das Fleisch seines Leibes von innen heraus geheilt und gereinigt werden. Wer jedoch die kleine Krätze, das heißt den kleinen Grind hat, der zerstoße Quendel und mische es mit frischem Fett und bereite sich daraus eine Salbe, damit salbe er sich ein, und so wird er wieder geheilt werden. Und wenn das Gehirn erschöpft und wie leer ist, dann zerreibe er Quendel zu Pulver und mische das Pulver mit Mehl in Wasser, und so bereite er Kekse und esse sie oft, und sein Gehirn wird sich frischer befinden.« (»Physica«, Buch I/32)

Heutige Anwendungsgebiete

Außerhalb der Hildegard-Heilkunde wird Quendel heute nur noch selten eingesetzt. Die krampflösenden und antibakteriellen Wirkungen der Pflanze werden bei Katarrhen der oberen Atemwege eingesetzt. Auch zur Entschlackung und Entgiftung wird Quendel gelegentlich eingesetzt, da das ätherische Quendelöl, über den Verdauungstrakt aufgenommen und über die Atemwege wieder ausgeschieden, reinigende Eigenschaften besitzt.

In ländlichen Gegenden wird Milchschorf bei Kleinkindern noch heute mit Quendeltee behandelt. Innerhalb der russischen Volksheilkunde wird der reinigende Quendel bei der Entwöhnung vom Alkoholsüchtigen eingesetzt. Insgesamt sind Anwendungen von Quendelpräparaten in der modernen Alternativ- und Naturheilkunde jedoch verhältnismäßig selten.

Rezepte und Darreichungsformen

Quendelkraut

Indikation: Hautentzündungen, Juckreiz, Ekzeme, Hautausschläge, Neurodermitis, Akne, Katarrhe der oberen Atemwege

Anwendung: Setzen Sie pulverisiertes Quendelkraut (Herba Serpylli) als Gewürz möglichst häufig in der Küche ein. Würzen Sie insbesondere Gemüse-, Fleisch- und Fischgerichte mit 1 Messerspitze Quendelkraut. Dabei sollte das Kraut immer mitgekocht werden.

Quendelsaft

Zur Herstellung von Quendelsaft wird der Presssaft aus frischem Quendelkraut mit Alkohol konserviert. Der Quendelsaft (Succus Serpylli) ist in vielen Apotheken, die über ein Hildegard-Heilmittelsortiment verfügen, erhältlich.

Indikation: Hautausschläge, Hautunreinheiten, Akne, leicht entzündliche Hautkrankheiten

Anwendung: Betupfen Sie die betroffenen Hautbereiche täglich dünn mit Quendelsaft.

Auch Milchschorf bei Babys kann risikolos, sanft und wirksam mit Quendeltee als Umschlag oder Waschung behandelt werden.

Quendelsalbe

Sie können Quendelsalbe selbst herstellen, indem Sie 30 Gramm zerstoßenes Quendelkraut mit 60 Gramm erwärmtem Schaf- oder Rinderfett mischen und die Mischung über Nacht ziehen und erkalten lassen. Aus Gründen der Konservierung und Hygiene empfiehlt es sich allerdings, Hildegards Rezept an die Möglichkeiten unserer heutigen Zeit anzupassen und im Fachhandel Quendelsalbe aus frischem Quendelkraut und einer Salbengrundlage zu kaufen (Unguentum Serpylli).

Indikation: Juckreiz, Ekzeme, Hautausschläge, Neurodermitis, Akne, Hautreizungen, Grind

Anwendung: Reiben Sie die betroffenen Hautbereiche 1- bis 2-mal täglich dünn mit der Salbe ein.

Gedächtnisschwäche und fehlende Konzentration sind typische Anzeichen der hektischen Lebensweise. Mit Quendelkeksen können Sie hier natürlich Besserung schaffen.

Quendelkekse

Indikation: Vergesslichkeit, Konzentrationsstörungen, geistige Erschöpfungszustände, Gedächtnisschwäche

Zutaten: 10 g Quendelpulver, 500 g fein gemahlenes Dinkelmehl, 50 g Honig, 150 g Butter, 2 Eier, 1 Messerspitze Salz

Zubereitung: Vermischen Sie die Zutaten, und kneten Sie einen weichen Teig daraus. Rollen Sie den Teig dünn aus, und stechen Sie Kekse aus. Backen Sie die Kekse bei etwa 180 °C mindestens 20 Minuten lang im Ofen.

Einnahmeempfehlung: Essen Sie täglich zwischen 4 und 6 Quendelkekse über den Tag verteilt.

Quendel selbst sammeln

Quendel (Feldthymian) können Sie selbst suchen. Die Pflanze bevorzugt magere Stellen von Trockenrasen und Wiesen, wo ihre kriechenden Triebe nicht zu sehr von anderen, höher wachsenden Pflanzen überschattet werden.

▶ Häufig wächst Quendel direkt auf Ameisenhaufen oder in deren unmittelbarer Umgebung.

▶ Quendel duftet sehr aromatisch, jedoch nicht so stark wie der weitaus bekanntere Gartenthymian.

Ringelblume

Die Pflanze

Die Ringelblume (Calendula officinalis) gehört zur Familie der Korbblütler (Asteraceae) und wird landläufig auch als Goldblume, Sonnenwende oder Regenblume bezeichnet. Die einjährige Calendula erreicht in sonnigen, mäßig feuchten Lagen bis zu 60 Zentimeter Höhe. Die Blüten sind gelborange mit zahlreichen Zungenblüten. Der Name »Ringel«blume bezieht sich auf die im Kreis stehenden Fruchtstände. Während der Blütezeit – von Juni bis Oktober – verströmt die Pflanze einen starken, unangenehmen Geruch. Die geöffneten Blütenköpfe werden an trockenen und sonnigen Tagen geerntet.

Verwendete Pflanzenteile und Inhaltsstoffe

Für Arzneidrogen werden vor allem die Blütenköpfe der Ringelblume gesammelt und getrocknet. Calendula enthält viele wertvolle Inhaltsstoffe wie Calendulasaponine, Karotinoide, Polysaccharide, die Flavonoide Isorhamnetin und Querzetin sowie ätherische Öle.

Die wunderschöne Calendula oder Ringelblume wird auch als Goldblume bezeichnet. Die gelborangen Blätter und die kreisrunde Form legen diesen Namen nahe.

Anwendungsgebiete nach Hildegard

Hildegard empfiehlt die Ringelblume bei schuppenden Hauterkrankungen, Kopfschuppen und Vergiftungen des Magen-Darm-Trakts. *»Die kalte und feuchte Ringelblume trägt starke Grünkraft in sich und hilft gegen Gifte. Wer nämlich Gift ißt oder wem es verabreicht wurde, der koche Ringelblume in Wasser und lege sie sich noch warm auf den Magen, nachdem er das Wasser herausgedrückt hat. So wird das Gift erweicht und ausgeschieden. Und dieser Mensch wärme dann guten Wein auf und lege genügend Ringelblume ein und wärme so noch einmal den Wein auf, und da er Gift eingenommen hat, trinke er diesen nicht zu warmen Wein und schneuze das Gift durch die Nase aus oder werfe es durch Schaum aus.«* (»Physica«, Buch I/120)

Heutige Anwendungsgebiete

Die Ringelblume ist ein beliebtes Naturheilmittel mit einer langen Tradition. Die Pflanze wird heute aufgrund ihrer abführenden, galle- und harntreibenden, wundheilenden, entzündungs- und vermutlich auch virenhemmenden sowie durchblutungsfördernden und antibakteriellen Eigenschaften bei der Behandlung von Hauterkrankungen, Ekzemen, Hautpilz, Verbrennungen, Wundliegen und Akne eingesetzt, aber auch bei Venenentzündungen, Arteriosklerose und erhöhten Cholesterinwerten. Die Ringelblume ist in Form von Salben, Cremes, Tees und Tinkturen in allen Apotheken erhältlich. In der Homöopathie wird Calendula u. a. gegen Magenbeschwerden, Sodbrennen und erhöhte Infektanfälligkeit verschrieben.

Ringelblumentee senkt schnell und natürlich die Cholesterinwerte im Blut. So können Sie auf manch ein pharmazeutisches Medikament verzichten.

Rezepte und Darreichungsformen

Ringelblumentee

Indikation: Arteriosklerose (vorbeugend), Venenentzündungen, erhöhte Cholesterinwerte, Gallenblasenbeschwerden
Zutaten: 2 TL getrocknete Ringelblumenblüten, 250 ml Wasser
Zubereitung: Übergießen Sie die Ringelblumenblüten mit dem kochenden Wasser, und lassen Sie sie 10 Minuten lang zugedeckt ziehen.
Einnahmeempfehlung: Trinken Sie vorbeugend 2 Tassen täglich.

Ringelblumenumschlag

Indikation: Vergiftungserscheinungen des Magen-Darm-Trakts, Erbrechen, Übelkeit, Durchfall, Leibschmerzen, verdorbener Magen
Zutaten: 4 EL getrocknete Ringelblumen, 1/2 l Wasser
Zubereitung: Kochen Sie die Ringelblumen etwa 5 Minuten lang in Wasser, geben Sie die Kräuter durch ein Sieb, und wickeln Sie sie in ein Leinen- oder Baumwolltuch.
Anwendung: Legen Sie sich den Umschlag möglichst warm auf den Magen. Decken Sie sich gut zu, und lassen Sie die warme Auflage etwa 15 Minuten lang einwirken. Wiederholen Sie diese Anwendung, falls nötig, 2- bis 3-mal täglich.

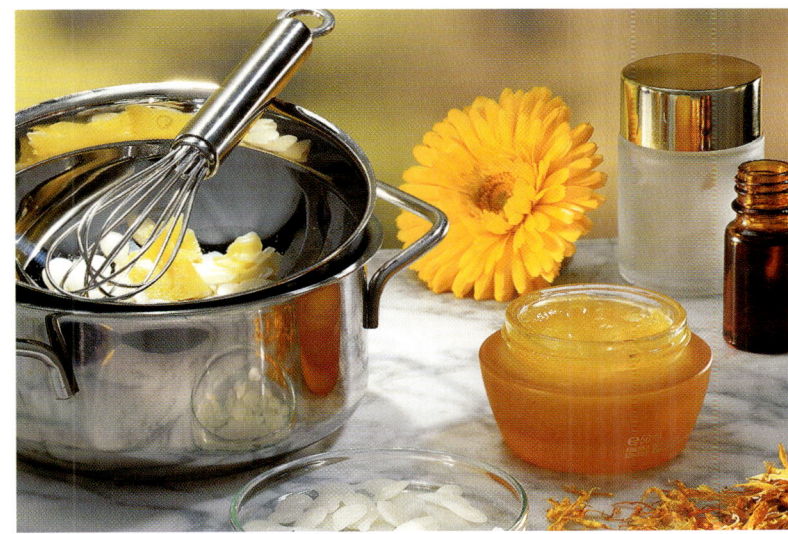

Ringelblumensalbe kann man kaufen oder auch selbst herstellen. Sie ist eine Wohltat bei vielen Hautproblemen und -leiden.

Ringelblumenwein

Indikation: Magen-Darm-Trakt-Vergiftungen, verdorbener Magen, Übelkeit, Erbrechen nach zu reichlichen Mahlzeiten oder nach dem Konsum verdorbener Speisen

Zutaten: 250 ml Wein, 2 EL getrocknete Ringelblumenblüten

Zubereitung: Erwärmen Sie den Wein, und nehmen Sie ihn dann kurz vom Herd. Fügen Sie die Ringelblumenblüten hinzu, rühren Sie gründlich um, und wärmen Sie das Ganze nochmals auf. Der Wein sollte niemals kochen. Geben Sie die Ringelblumen-Wein-Mischung anschließend durch ein Sieb, so dass Sie die Ringelblumenblüten entfernen können.

Einnahmeempfehlung: Trinken Sie den lauwarmen Wein in kleinen Schlucken.

▶ **Vorsicht** Konsultieren Sie bei Vergiftungserscheinungen grundsätzlich Ihren Arzt oder Heilpraktiker.

Calendula selbst suchen

Ringelblumen können Sie selbst sammeln: Vor allem an sonnigen Waldrändern finden Sie diese Blume im Sommer (Juni bis Oktober).

Nach einer alten Rezeptur vermengt man Ziegenbutter mit zerquetschten Ringelblumenblättern im Verhältnis 1:1 und erwärmt die Masse leicht. Damit behandelt man Bauchschmerzen, strapazierte Muskeln und Wunden.

Ringelblumensaft

Beim Ringelblumensaftpräparat (Succus Calendulae), das im Fachhandel erhältlich ist, handelt es sich um einen mit Alkohol konservierten frischen Presssaft aus Ringelblumen.

Indikation: Entzündliche Hauterkrankungen, Neurodermitis, Ekzeme, Juckreiz, Mund- und Rachenschleimhautentzündungen

Anwendung: Reiben Sie die betroffenen Hautpartien bei Bedarf mehrmals täglich mit dem Saft ein. Bei Entzündungen im Mundraum geben Sie 1 Teelöffel Saft auf 1 Glas lauwarmes Wasser, und gurgeln Sie mit dieser Lösung.

Da selbst zubereitete Salben frei von Konservierungsstoffen sind, müssen sie frisch zubereitet und schnell verbraucht werden.

Ringelblumensalbe I (Fertigpräparat)

Das im Handel erhältliche Heilmittel wird aus frischem Ringelblumenpresssaft unter Verwendung einer Salbengrundlage hergestellt (Unguentum Calendulae).

Indikation: Wunden, trockene, beanspruchte Haut, Ekzeme, Krampfadern, leichte Verbrennungen

Anwendung: Reiben Sie die betroffenen Hautbereiche bei Bedarf 1- oder mehrmals täglich dünn ein.

Ringelblumensalbe II

Indikation: Kopfschuppen, Milchschorf bei Kindern

Zutaten: 1 EL roher Schweinebauch, 1 EL Ringelblumen

Zubereitung: Trennen Sie die äußere Schwarte und das Fleisch vom Schweinebauch ab, so dass Sie das reine Fett erhalten. Zerkleinern und vermischen Sie das Schweinefett und die Ringelblumen (eventuell mit 1 Esslöffel Wasser) in der Küchenmaschine so lange, bis Sie eine cremeartige Konsistenz erhalten.

Anwendung: Tragen Sie die Salbe 1- bis 2-mal täglich dünn auf die betroffenen Kopfhautbereiche auf.

Alternativ zum Schweinebauch können Sie auch Olivenöl oder geschmolzene Wachssalbe verwenden.

Wichtig ist jedoch, dass Sie die selbst gemachte Salbe vor jeder Anwendung frisch zubereiten, da diese Salbe keinerlei Konservierungsstoffe enthält.

Salbei

Die Pflanze

Salbei (Salvia officinalis), auch Gartensalbei, Edelsalbei oder Kreuz-salbei genannt, ist ein Strauch aus der Familie der Lippenblütler (Lamiaceae), der etwa 60 bis 100 Zentimeter hoch wird. Die Pflanze hat graugrüne, länglich-eiförmige Blätter und violette Blüten, die einen aromatisch-würzigen Geruch verströmen. Der Salbei ist in den Mittelmeerländern heimisch, liebt sonnige Lagen mit mageren, nicht zu trockenen Böden und blüht von Ende Mai bis Ende Juli.

Verwendete Pflanzenteile und Inhaltsstoffe

Für Heilmittel werden vor allem Salbeiblätter, selten auch die Blüten eingesetzt. Die Blätter werden kurz vor der Blüte gesammelt und getrocknet. Salbei enthält neben ätherischen Ölen (Thujon, Kampfer, Cineol) und Gerbstoffen auch das bakterizide Salvin sowie Eisen, Zink, Karotinoide und das Flavonoid Cirsimaritin.

Die ätherischen Öle von Salbei sind für den angenehmen Geruch der Pflanze verantwortlich. Deswegen setzte die heilige Hildegard Salbei gegen den »Gestank einer unreinen Sache« erfolgreich ein.

Anwendungsgebiete nach Hildegard

Salbei ist ein wichtiger Bestandteil vieler Hildegard-Heilmittel. Die heilige Hildegard setzte die Pflanze gegen schlechten Atem, Appetit-losigkeit, unkontrollierten Urinabgang, Bettnässen, Übelkeit, Unwohlsein, Belastung durch Umweltgifte und Verschleimung bzw. Verschlackung ein.

»[Salbei] nützet gegen die unreinen Säfte, da er trocken ist. Roh als auch gekocht gegessen ist er gut für alle, die von schädlichen Säften geplagt werden … und wer den Gestank einer unreinen Sache erleidet, der atme Salbei ein, und es wird ihm helfen.

Wenn aber ein Mensch überflüssigen Schleim hat oder sein Atem übel riecht, so koche er Salbei in Wein, seihe es durch ein Tuch und trinke den Wein oft, so werden die unreinen Säfte und der Schleim in ihm vertrieben.«

»Wer aber einen Ekel gegen das Essen hat, der nehme Salbei und weniger Kerbel und wenig Knoblauch und zerstoße alles in Essig. Daraus mache er eine Würze und tauche seine Speisen ein und er wird Appetit bekommen.« (»Physica«, Buch I/63)

»Wenn ein Mensch seinen Urin wegen der Kälte seines Leibes nicht zurückhalten kann, soll er Salbei in Wasser kochen und dies dann durch ein Tuch seihen und es oft warm trinken. So wird er den Urin halten können und wieder gesunden.« (»Causae et curae«, Buch III/»Gegen Harnzwang«)

Der Name »Salbei« stammt von dem lateinischen Wort »salvus«, das gesund bedeutet. Schon seit dem Altertum sind die Heilwirkungen dieser Pflanze bekannt.

Heutige Anwendungsgebiete

Salbei (von lateinisch salvus = gesund) ist eine Pflanze, die bereits seit dem Altertum als Heilmittel bekannt ist. In zahlreichen wissenschaftlichen Untersuchungen konnten inzwischen viele Heilwirkungen bestätigt werden.

Heute weiß man, dass Salbei in geringer Dosierung die Tätigkeit der Schweiß- und Milchdrüsen reduziert. Ferner wirken einige Salbeiinhaltsstoffe antibakteriell, entzündungshemmend, antibiotisch, durchblutungs- und sekretionsfördernd, während andere das Wachstum von Pilzen und Viren hemmen.

In der Naturheilkunde werden Salbeitees, -tinkturen, -tabletten und -gurgellösungen eingesetzt gegen:

▶ Blähungen
▶ Durchfall
▶ Hals-, Rachen- und Zahnfleischentzündungen
▶ Mandelentzündungen
▶ Aphthen
▶ Übermäßige Schweißabsonderung
▶ Wechseljahrebeschwerden

Salbei ist jedoch auch Bestandteil vieler Hustenmittel und wird gerne in der Homöopathie verwendet.

▶ **Vorsicht** Salbeipräparate sollten immer vernünftig dosiert werden, da große Mengen u. a. Schwindelanfälle und Sehstörungen hervorrufen können. Stillende Mütter sollten Salbei nicht einnehmen, da der Milchfluss sonst gehemmt werden kann.

Rezepte und Darreichungsformen

Salbeitee

Indikation: unkontrollierter Harnabgang, Bettnässen, Entzündungen des Magen-Darm-Trakts, Blähungen, Durchfall, Nachtschweiß
Zutaten: 1 EL frische oder getrocknete Salbeiblätter, 250 ml Wasser
Zubereitung: Übergießen Sie die Salbeiblätter mit kochendem Wasser. Lassen Sie die Blätter 10 Minuten lang zugedeckt ziehen. Seihen Sie die Blätter ab, und trinken Sie den Tee mit Honig gesüßt.
Einnahmeempfehlung: Trinken Sie bei Nachtschweiß 1 Tasse vor dem Zubettgehen, ansonsten täglich 1 bis 2 Tassen.

Salbeigurgellösung

Indikation: Mandelentzündung, Hals-, Rachen- und Zahnfleischentzündungen, Aphthen, Zahnfleischbluten
Zubereitung: Die Gurgellösung wird wie der Salbeitee zubereitet. Er sollte vor der Anwendung jedoch lange genug abkühlen.
Anwendung: Gurgeln Sie mehrmals täglich mit lauwarmem Salbeitee.

Salbeiwein

Indikation: Mundgeruch, Verschleimung, Verschlackung, Allergien, umweltbedingte Schädigungen
Zutaten: 10 frische Salbeiblätter oder 10 g getrocknete Salbeiblätter, 250 ml Wein
Zubereitung: Kochen Sie den Salbei 5 bis 10 Minuten lang im Wein, dann alles durch ein Sieb geben und in eine Thermosflasche füllen.
Einnahmeempfehlung: Nehmen Sie 3-mal täglich je 2 Esslöffel warmen Salbeiwein nach den Mahlzeiten ein.

Salbeiwürze

Indikation: Appetitlosigkeit, Untergewicht, Übelkeit
Zutaten: 20 g Salbeiblätter, 10 g Kerbel, 1 zerdrückte Knoblauchzehe, 4 EL Wein- oder Apfelessig
Zubereitung: Alle Zutaten gründlich vermischen (Küchenmaschine).
Einnahmeempfehlung: Geben Sie Salbeiwürze an salzige Speisen.

Mit einigen Tropfen Salbeiöl können Sie leicht gegen schlechte Luft in Ihrer Wohnung, gegen Luftverschmutzung und Geruchsbelästigungen vorgehen. Verdampfen Sie hierfür einfach einige Tropfen Salbeiöl in der Wasserschale einer Duftlampe.

Schafgarbe

Die Pflanze

Die Schafgarbe (Achillea millefolium) erreicht in sonnigen Lagen, vor allem auf Schafweiden, auf Wiesen und an Wegrändern, zwischen 10 und 80 Zentimeter Höhe. Sie wird auch als Schafszunge, Jungfrauenkraut, Katzenkraut und Garbenkraut bezeichnet. Die Schafgarbe zählt zur Familie der Korbblütler (Asteraceae), hat schmale Blätter und weiße bis rosafarbene Blüten. Die Blüte dauert von Mai bis Oktober. In dieser Zeit findet auch die Ernte statt.

Die als Suppengewürz bekannte Schafgarbe überrascht die Forscher mit immer neuen gesundheitsfördernden Wirkungen.

Verwendete Pflanzenteile und Inhaltsstoffe

Die jungen Blätter der Schafgarbe werden gerne als Suppengewürz verwendet. Für Heilzwecke wird das Schafgarbenkraut, seltener die Blüten, verwendet. Zu den wichtigsten Inhaltsstoffen zählt das ätherische Öl mit seinem unterschiedlich hohen Anteil an Chamazulen. Ferner enthält die Pflanze u. a. die schmerzstillende Salizylsäure, Flavonoide, Sesquiterpene und Tanningerbstoffe.

Anwendungsgebiete nach Hildegard

Hildegard empfiehlt die Schafgarbe als besonders wirksames Wundmittel. Sie setzte Schafgarbe bei Fleischwunden, oberflächlichen Wunden und inneren Verletzungen, aber auch bei Fieber, Nasenbluten und offenen Geschwüren ein.

»Die Schafgarbe ist ein wenig warm und trocken und trägt besondere, feine Kräfte gegen Wunden in sich. Wenn also jemand durch einen Schlag verletzt wird, wasche man die Wunden mit Wein. Dann soll Schafgarbe mäßig in Wasser gekocht und nach gründlichem Abtropfen warm auf das Tuch gebunden werden, das auf der Wunde aufliegt. So nimmt sie der Wunde alles Faule und die Schwären, also das Geschwür, und die Wunde wird geheilt. Und so werde alles wiederholt, so oft es nötig ist.

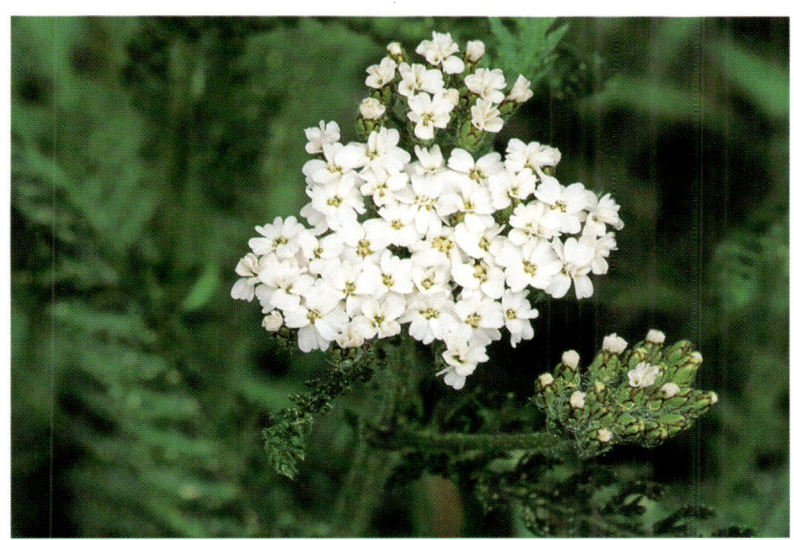

Die Schafgarbe eignet sich besonders gut für den Anbau im eigenen Garten, da sie sehr genügsam ist.

Wenn aber die Wunde schon begonnen hat, abzuheilen und sich zusammenzuziehen, dann soll die Schafgarbe ohne das Tuch auf die Wunde aufgelegt werden, so wird sie um so schneller und vollkommener geheilt. Wer jedoch im Inneren seines Körpers eine Wunde erhielt, der mache aus Schafgarbe ein Pulver und trinke es im warmen Wasser. Wenn er sich besser fühlt, nehme er das Pulver aber im warmen Wein, bis er ganz geheilt ist.
Und ein Mensch, der vom dreitägigen Fieber befallen ist, koche die Schafgarbe und doppelt so viel Engelsüß in mildem Wein, und er seihe das durch ein Tuch und trinke vom Wein, sobald das Fieber naht. Drei Tage lang trinke er diese Kräuter in Wein, wenn aber nötig, erneuere er das mit den selben Kräutern, und so wird das Fieber vertrieben und er wird geheilt werden.«
(»Physica«, Buch I/113)

Heutige Anwendungsgebiete

Die Extrakte der Schafgarbe sind heute teilweise in krampflösenden Medikamenten gegen Magen-Darm-Störungen enthalten. Das in der Pflanze enthaltene Chamazulen ist krampflösend, schleimhautberuhigend, wundheilungsfördernd und entzündungshemmend.

Der Volksmund hat viele Namen für die Schafgarbe: Achilles, Gänsezunge, Schafrippl, Tausendblatt, Grillenkraut und Kachelkraut.

59

In der Naturheilkunde wird die Schafgarbe zur Behandlung folgender Erkrankungen und Beschwerden eingesetzt:

▶ Menstruationsbeschwerden

▶ Hämorrhoidalleiden

▶ Schürf- und Brandwunden

▶ Appetitlosigkeit

▶ Verdauungsstörungen, die mit Krämpfen einhergehen

In der Homöopathie wird Schafgarbe beispielsweise bei schmerzhaften Krampfadern in der Schwangerschaft sowie bei hellroten Nasenblutungen eingesetzt.

Um die narbenfreie Heilung einer bereits geschlossenen Wunde zu beschleunigen, können Sie gekochtes Schafgarbenkraut direkt auf die betroffene Stelle auflegen.

Rezepte und Darreichungsformen

Schafgarbenpulver

Schafgarbenpulver (Herba Millefolii pulv.) ist zu Pulver vermahlenes Schafgarbenkraut. Für Heilzwecke sollten ausschließlich die oberirdischen Teile der Pflanze verwendet werden.

Indikation: Magenstörungen, Magenschleimhautentzündung, von Krämpfen begleitete Magen-Darm-Probleme, Appetitlosigkeit, innere Verletzungen, innere Blutungen, auch zur Vorbereitung auf oder zur Nachbehandlung von Operationen

Anwendung: Nehmen Sie 2- bis 3-mal täglich je 1 Messerspitze Schafgarbenpulver in 1 Glas warmem Wasser ein.

Schafgarbenkompresse

Indikation: äußere Verletzungen, tiefe Fleischwunden, Schnittwunden, Schürfwunden, Geschwüre und Entzündungen der Haut

Zutaten: 2 EL Schafgarbenkraut, 250 ml Wasser

Anwendung: Die Schafgarbe 3 bis 4 Minuten lang im Wasser kochen. Geben Sie alles durch ein feinmaschiges Sieb, und fangen Sie das Schafgarbenkraut auf. Legen Sie nach der Desinfektion der Wunde einen sterilen Wundverband an, und verteilen Sie die warme Schafgarbe auf dem Verband. Fixieren Sie das Ganze mit einer elastischen Binde. Wiederholen Sie die Anwendung täglich mindestens 2-mal mit jeweils neuem Schafgarbenkraut.

Schafgarbentee

Indikation: Appetitlosigkeit, Verdauungsbeschwerden, Unterleibskrämpfe im Zusammenhang mit Magen-Darm-Problemen

Zutaten: 2 TL getrocknetes Schafgarbenkraut, 200 ml Wasser,

Zubereitung: Überbrühen Sie das Kraut mit dem kochenden Wasser, und lassen Sie das Ganze knapp 10 Minuten lang zugedeckt ziehen. Geben Sie es durch ein Sieb, und süßen Sie den Tee nach Wunsch mit etwas Honig.

Einnahmeempfehlung: Trinken Sie bei Beschwerden täglich 2 bis 3 Tassen Schafgarbentee.

Schafgarbenumschlag

Indikation: offene Wunden, Hautabschürfungen, Sonnenbrand, Hämorrhoidalleiden

Zutaten: 50 g Schafgarbenkraut, 1 l Wasser

Zubereitung: Lassen Sie das Kraut 10 Minuten lang im Wasser kochen, und geben Sie es durch ein Sieb.

Anwendung: Tränken Sie ein steriles Leinentuch mit dem Sud, und legen Sie es auf die betroffenen Hautbereiche auf. Wiederholen Sie die Anwendung bei Bedarf mehrmals täglich, und lassen Sie den Umschlag jeweils mindestens 15 Minuten lang aufliegen.

Sport- und Schnittverletzungen heilen schneller, wenn Sie eine Kompresse mit Schafgarbe auf die Wunde auflegen.

Schafgarbe sammeln

Die Gemeine Schafgarbe können Sie leicht selbst sammeln. Auf Wiesen, Weiden und Rainen findet sich dieses Korbblütlergewächs sehr häufig. Die Pflanze mit weißrosa Blütenblättern bevorzugt Halbtrockenrasen mit stickstoffreichem Untergrund.

Auf nassen, lehmigen Böden wächst hingegen gerne die Sumpfschafgarbe mit Blüten in Körbchenform.

▶ Die Schafgarbe mit ihrem charakteristischen Aroma blüht im Zeitraum von Mai bis Oktober.

▶ Sammeln Sie vorzugsweise Blätter und Blüten von jungen Pflanzen. Vermeiden Sie stark befahrene Straßenränder.

▶ Trocknen Sie die Schafgarbe in der Sonne, bewahren Sie sie n einem trockenen Leinensäckchen auf.

Veilchen

Die Pflanze

Das Veilchen (Viola odorata), auch als Stiefmütterchen (Viola tricolor) oder Duftveilchen bezeichnet, gehört zu der u. a. in ganz Europa beheimateten Familie der Veilchengewächse (Violaceae). Die ausdauernde, von März bis April blühende Pflanze mit den violetten Blüten gedeiht sowohl in sonnigen Lagen als auch im Halbschatten. Das angenehm duftende Veilchen erreicht eine Höhe von 10 bis 20 Zentimeter und wird oft als Zierpflanze kultiviert.

Das Veilchen taugt nicht nur als Zierde des Gartens, sondern auch als natürliche Heilpflanze. Die Blume enthält zahlreiche ätherische Öle und viele Bioflavonoide.

Verwendete Pflanzenteile und Inhaltsstoffe

Für die Herstellung von pflanzlichen Arzneimitteln werden die Blätter und Blüten der Veilchen zwischen März und Mai gesammelt und getrocknet. Neben den ätherischen Ölen und Flavonoiden enthält das Veilchen auch kleine Mengen an Rutin (früher: Vitamin P).

Anwendungsgebiete nach Hildegard

Das Veilchen ist innerhalb der Hildegard-Heilkunde eines der am vielfältigsten anwendbaren Heilmittel. So empfiehlt Hildegard es nicht nur bei Augenproblemen wie nachlassender Sehfähigkeit, übermüdeten und brennenden Augen und beginnender Trübung der Augen, sondern auch bei Kopfschmerzen, Migräne, Hautleiden, Narben, Geschwüren, gut- und bösartigen Hautveränderungen und Ekzemen sowie bei Krebserkrankungen und Lähmungserscheinungen.

»Es [das Veilchen] *hilft gegen Verdunkelung der Augen. Nimm dafür gutes Öl und bringe es an der Sonne oder in einem Topf zum Sieden, sobald es aber siedet gebe Veilchen hinzu, so daß es dick davon wird und fülle alles in ein Gefäß aus Glas, wo du es aufbewahrst. Salbe dann am Abend die Augenlider und Augen mit diesem Öl, aber ohne daß es die Augen inwendig berührt, so wird die Verdunkelung der Augen vertrieben.*

Veilchen gegen Traurigkeit und Verdruss ...

Hildegard war überzeugt von der nachhaltigen Wirkung der Veilchenzubereitungen bei depressiven Verstimmungen und Schmerzen.

Wenn aber der Sinn eines Menschen von Traurigkeit und Verdruß beschwert ist und auch seine Lunge Schaden genommen hat, so koche er Veilchen in gutem Wein und siebe den Wein durch ein Tuch und gebe Galgant und Süßholz hinzu, und daraus mache er einen Klartrank zum Trinken, so wird die Melancholie unterdrückt und er wird wieder froh und seine Lungen werden geheilt.

Und ein Mensch, der an einem schweren Kopf leidet oder Schwere in den Nieren verspürt oder von Lähmungen an irgend einer Stelle seines Leibes geplagt wird, der presse den Saft des Veilchens durch ein Tuch und gebe Bockstalg und halb so viel Fett hinzu. Dies alles schmelze er in einem Topf, um eine Salbe zu machen, und damit salbe er sich den Kopf oder die schmerzenden Stellen, und es wird ihm besser ergehen.

... sowie gegen Kopfschmerzen

Wenn aber jemand Schmerzen im Kopf hat oder an seinem Fleisch die Krebse fressen oder wenn er in seinem Leibe Geschwüre hat, so nehme er Veilchensaft und eben so viel Bockstalg, doch nur zu einem Drittel des Veilchensaftes Olivenöl und bringe alles in einem Topf zum Sieden, um daraus eine Salbe zu bereiten.

Und wer Kopfschmerzen leidet, salbe sich damit die Stirn in der Quere, so wird es ihm besser ergehen. Doch auch wo Krebse und andere Würmer am Menschen fressen, soll die Salbe aufgetragen werden, so werden sie getötet werden.« (»Physica«, Buch I/103)

Heutige Anwendungsgebiete

Die Inhaltsstoffe des Veilchens sind bisher kaum erforscht, und die beobachteten Heilwirkungen geben noch viele Rätsel auf.

Außerhalb der Hildegard-Heilkunde werden die schleimlösenden und entzündungshemmenden Veilchenpräparate heute lediglich noch gegen Husten, Keuchhusten und leicht schuppende Hauterkrankungen eingesetzt.

Der schnelle Griff zur Kopfschmerztablette ist für viele Menschen bereits Gewohnheit. Mit Veilchenpräparaten können Sie so manche Tablette ersetzen.

Rezepte und Darreichungsformen

Veilchenöl

Im Hildegard-Heilmittelvertrieb wird Veilchenöl als Fertigpräparat aus frischen Veilchen, die mit Olivenöl extrahiert wurden, angeboten (Oleum Violae). Doch Sie können sich das Öl auch ohne große Mühe selbst herstellen.

Indikation: Augenermüdung, verschwimmende Bilder, Augenbrennen, Nachlassen der Sehfähigkeit, Bindehautentzündungen

Zutaten: 250 ml kaltgepresstes Olivenöl, 20 g zerkleinerte, getrocknete Veilchen, 1 TL Rosenöl

Zubereitung I (»Kochen«): Gießen Sie das Öl in einen Topf, und bringen Sie es langsam zum Sieden. Geben Sie dann die Veilchen unter gründlichem Rühren hinzu, und lassen Sie das Ganze bei geringer Hitze 2 bis 3 Minuten lang kochen. Um die Haltbarkeit zu steigern, geben Sie nach dem Abkühlen noch etwas Rosenöl hinzu und füllen das Öl in ein luftdicht verschließbares Glasgefäß.

Zubereitung II (»In der Sonne gesiedet«): Hildegard spricht davon, das Öl in der Sonne zum Sieden zu bringen. Daher bietet sich eine alternative Zubereitungsform an: Dazu füllen Sie eine helle, luftdicht verschließbare Glasflasche mit Veilchen, Olivenöl sowie ein wenig Rosenöl und stellen die Flasche für 2 bis 3 Wochen auf das Fensterbrett in die Sonne.

Anwendung: Reiben Sie den Bereich um die Augen wie auch die Augenlider sanft mit dem Öl ein, bevor Sie zu Bett gehen.

▶ **Vorsicht** Achten Sie bei Veilchenöl immer darauf, dass das Öl nicht in die Augen gelangt.

Zwei bis drei Wochen lang sollten Sie Ihr Veilchenöl in die Sonne stellen. Dann ist es »in der Sonne gesiedet«. Diese Zubereitungsform der heiligen Hildegard ist höchst einfach und wirkungsvoll.

Veilchensalbe

Ebenso wie Veilchenöl ist auch Veilchensalbe (Unguentum Violae) im Fachhandel erhältlich. Die Salbe wird aus Veilchenpresssaft, Olivenöl, Hirschtalg und Rosenöl zubereitet.

Sie können Veilchensalbe jedoch auch selbst herstellen. Den hierzu benötigten Bockstalg erhalten Sie in Apotheken, die sich auf Hildegard-Heilkunde spezialisiert haben, oder im Hildegard-Vertrieb.

Indikation: Hauterkrankungen, gut- und bösartige Hautveränderungen, Muttermale, Geschwüre, Ekzeme, Narben, leichte Verbrennungen, Neurodermitis, Kopfschmerzen, Lähmungen, Nierenschmerzen
Zutaten: 45 g Veilchenpresssaft, 45 g Bockstalg, 15 g kaltgepresstes Olivenöl
Zubereitung: Verrühren Sie sämtliche Zutaten in einem Topf, und bringen Sie das Ganze langsam zum Kochen. Nehmen Sie den Topf vom Herd, rühren Sie nochmals gründlich um, lassen Sie die Salbe kalt werden, und bewahren Sie sie in luftdicht verschließbaren Töpfchen im Kühlschrank auf.
Anwendung: Tragen Sie die Salbe 1- bis 2-mal täglich dünn auf die betroffenen Hautbereiche auf.

Veilchentee

Indikation: Husten, Keuchhusten, Verschleimung der Atemwege
Zutaten: 1 TL Veilchenblüten oder -blätter, 250 ml Wasser, 1 TL Honig
Zubereitung: Übergießen Sie die Kräuter mit kochendem Wasser. Lassen Sie den Tee 5 Minuten lang zugedeckt ziehen, dann durch ein Sieb geben und mit etwas Honig süßen.
Einnahmeempfehlung: Trinken Sie 3-mal täglich 1 Tasse Tee. Er eignet sich auch sehr gut für Kinder.

Veilchenwein

Indikation: Melancholie, Traurigkeit, depressive Verstimmungen, Lungenerkrankungen
Zutaten: 15 g getrocknete Veilchenblätter und -blüten, 500 ml Wein, 5 g Galgantwurzel, 5 g Süßholzwurzel
Zubereitung: Lassen Sie die getrockneten Veilchenblätter und -blüten 5 Minuten lang im Wein kochen. Geben Sie dann die restlichen Kräuter hinzu, und lassen Sie das Ganze nochmals kurz aufkochen. Die Kräuter gründlich abseihen und den Wein in eine Thermosflasche abfüllen.
Einnahmeempfehlung: Nehmen Sie 3-mal täglich je 1 bis 2 Likörgläser warmen Wein ein.

Durch Kochen verliert der Wein zwar viel von seinem Alkohol. Trotzdem bleibt Veilchenwein ein alkoholisches Getränk, das vorsichtig dosiert werden sollte.

Wermut

Die Pflanze

Wermut gehört zur Familie der Korbblütler (Asteraceae). Die Pflanze ist vom westlichen Mittelmeergebiet bis nach Südsibirien heimisch. Sie bevorzugt sonnige, mäßig feuchte Lagen, wo sie eine Höhe von bis zu einem Meter und darüber erreicht. Die gelblichen bis grünen Blüten blühen von Juli bis September. Die Ernte findet in den Monaten April und Mai statt.

Der Wermut ist eines der wichtigsten Heilmittel der Hildegard-Heilkunde. Das Wirkungsspektrum dieser Pflanze ist erstaunlich breit.

Verwendete Pflanzenteile und Inhaltsstoffe

Für Heilmittel wird das Wermutkraut aus Blättern und blühenden Trieben verwendet. Zu den wichtigsten Inhaltsstoffen zählen Flavonoide, die Bitterstoffe Absinthin und Artabsin, das ätherische Öl mit Chamazulen und Thujon sowie Gerbstoffe.

▶ **Hinweis** Da das im Wermut enthaltene Thujon bei regelmäßigem Genuss zu chronischen Vergiftungserscheinungen führt, werden heute im Bereich der Pharmaindustrie nur noch thujonfreie Züchtungen verwendet.

Anwendungsgebiete nach Hildegard

Wermut gehört zweifellos zu den wichtigsten Heilmitteln der Hildegard-Heilkunde, da sein Anwendungsgebiet überaus groß ist. So behandelte Hildegard nicht nur Verdauungsbeschwerden, Magen-Darm-Erkrankungen, Bronchitis, Husten, Reizhusten, Schmerzen in der Brust, Verschleimung der Atemwege, Gelenkrheuma, Arthrose, Arthritis, Gelenkschmerzen, Alterserscheinungen, Erschöpfung, Arteriosklerose sowie Kopf- und Zahnschmerzen mit Wermut, sondern sie setzte die Pflanze auch ein, um die Abwehrstärke gegen Schnupfen, Erkältungen und Grippe zu steigern bzw. um diese Infektionskrankheiten zu behandeln.

Ein »Meister gegen Erschöpfung«

»Der Wermut ist von warmer und sehr kräftiger Natur und der beste Meister gegen Erschöpfung. Vermische den Wermutsaft in Baumöl, so daß es dreimal so viel Öl wie Saft ist, und wärme dies in einem Gefäß aus Glas an der Sonne, und so bewahre es das ganze Jahr lang auf. Und wenn jemand in oder um die Brust Schmerzen leidet, so daß er davon husten muß, dann salbe seine Brust damit ein. Wer aber in der Seite Schmerzen leidet, den salbe dort, so wird es innerlich wie äußerlich heilen.

Zerstoße jedoch Wermut im Mörser zu Saft und gebe Unschlitt, Hirschtalg und Hirschmark bei, so daß doppelt so viel Wermutsaft dabei sei wie Talg und doppelt so viel Talg wie Hirschmark, und bereite daraus eine Salbe. Und wenn jemand sehr von der Gicht geplagt wird und seine Glieder gar zu brechen drohen, so salbe nah dem Feuer die schmerzenden Stellen ein, so wird er geheilt werden.

Ein Mittel gegen Melancholie und Depressionen

Und wenn du frischen Wermut hast, so siebe seinen Saft, nachdem du ihn zerstoßen, durch ein Tüchlein, dann koche Wein mit Honig ein wenig, gieße den Saft in den Wein, so daß der Geschmack vom Saft den von Wein und Honig übertrifft, und trinke dies nüchtern an jedem dritten Tage, von Mai bis zum Oktober, so wird die Lanchsucht und die Melancholie unterdrückt, die Augen werden klar, das Herz stark und es verhindert, daß die Lunge erkrankt und wärmt den Magen auf und reinigt die Eingeweide, und auch bereitet es eine gute Verdauung.« (»Physica«, Buch I/109)

Heutige Anwendungsgebiete

Wegen seiner Bitterstoffe wird Wermut für Magenbitter, aber auch für Wermutwein und Absinthlikör verwendet. In der Volksmedizin wird die Pflanze traditionell als Wurmmittel eingesetzt. Außerhalb der Hildegard-Heilkunde wird der magen- und gallensekretionsfördernde Wermut bei Verdauungsbeschwerden, Appetitlosigkeit und Gallenstörungen sowie als Magen-Darm-Mittel verschrieben. In der Homöopathie finden die frischen oberen Sproßteile, die jungen Blätter und Blüten des Wermuts beispielsweise gegen Blähungen Verwendung.

Die heilige Hildegard setzte Wermut erfolgreich gegen Zahnschmerzen und Kieferprobleme ein. Diese Wirkung lässt sich auch heute noch mit Wermut erzielen.

Der Inhaltsstoff Thujon ist gefährlich und kann zu Vergiftungen führen. Bitte halten Sie sich deshalb unbedingt und strikt an die hier genannten Dosierungen und Mengenangaben.

▶ **Vorsicht** Die hoch dosierte Einnahme von Wermut oder Wermutpräparaten, die nicht thujonfrei sind, kann zu chronischen Vergiftungen mit Schwindel, Kopfschmerzen und Muskelkrämpfen führen. Halten Sie sich bitte unbedingt an die empfohlenen Dosierungen. Während der Schwangerschaft sollte Wermut besonders vorsichtig eingesetzt werden.

Rezepte und Darreichungsformen

Wermutelixier/Wermutwein

Im Fachhandel wird Wermutelixier (Decoctum Absinthii) aus Wermutkraut, Honig und Weißwein angeboten. Sie können das Elixier, das in der Hildegard-Heilkunde auch als Wermutwein bezeichnet wird, auch selbst herstellen.

Indikation: Grippe, Husten, Bronchitis, Lungenerkrankungen, Erkältungen, Immunabwehrschwäche, Verdauungsprobleme, Magen-Darm-Beschwerden, Alterserscheinungen, Arteriosklerose, Herzschwäche, depressive Verstimmungen; als Entschlackungs- und Kräftigungsmittel für die Frühjahrskur

Zutaten: 200 g kaltgepresster Honig, 3 l Wein, 100 ml frischer Wermutpresssaft, 3 TL Alkohol (70 %)

Zubereitung: Kochen Sie den Honig im Wein vorsichtig auf, und schöpfen Sie den Schaum ab. Geben Sie dann den frisch gepressten Wermutsaft – am einfachsten ist es, ihn mit Hilfe eines Entsafters zu gewinnen – in den Topf, und lassen Sie das Ganze noch einmal aufkochen. Füllen Sie den warmen Wermutwein in sauber ausgekochte (sterile) Flaschen ab.

Um das Mittel länger haltbar zu machen, empfiehlt es sich, jeder Flasche 1 Teelöffel 70-prozentigen Alkohol beizumischen. Verschließen Sie die Flaschen sofort nach dem Abfüllen.

Einnahmeempfehlung: Nehmen Sie Wermutelixier bzw. Wermutwein kurmäßig von Mai bis Oktober alle 3 Tage ein. Trinken Sie dazu 1 Likörglas voll auf nüchternen Magen vor dem Frühstück. Bei akuten Beschwerden nehmen Sie kurzzeitig 3-mal täglich je 2 bis 3 Esslöffel ein.

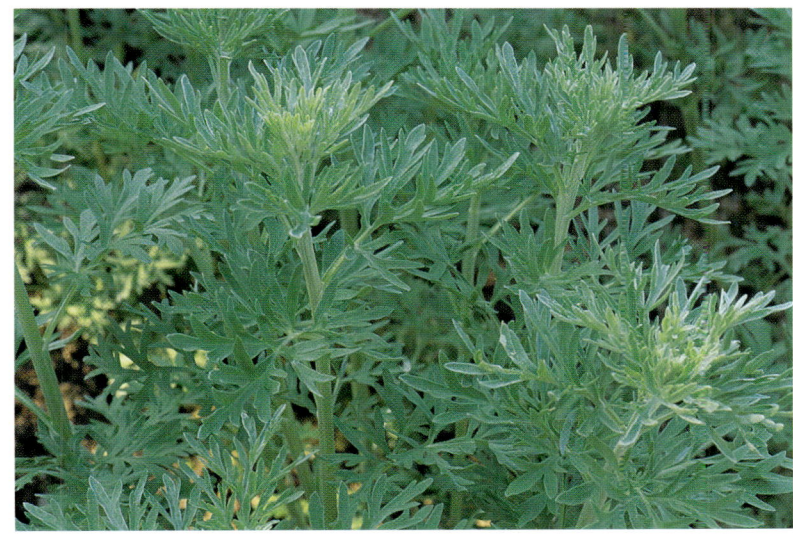

Für Wermuttee benötigt man das Kraut dieser Pflanze. Dazu schneidet man die zarteren Triebe ab, schnürt sie zu Bündeln und lässt sie an einem gut belüfteten Ort trocknen.

Wermuttee

Indikation: Erschöpfung, Müdigkeit, depressive Verstimmungen, Magen-Darm-Störungen

Zutaten: 1 TL Wermutkraut, 200 ml Wasser

Zubereitung: Füllen Sie das Kraut in ein Tee-Ei, und übergießen Sie es mit kochendem Wasser. Schwenken Sie das Tee-Ei nur wenige Sekunden im Wasser, und ziehen Sie es dann gleich wieder heraus, damit der Tee nicht zu bitter wird.

Einnahmeempfehlung: Trinken Sie gelegentlich 1 bis 2 Tassen Wermuttee pro Tag. Bedenken Sie jedoch, dass Wermut innerlich nicht zu häufig angewendet werden sollte.

Wermutsalbe

Sie können Wermutsalbe selbst mischen. Da die Herstellung zu Hause jedoch relativ umständlich ist, ist es praktischer, die Salbe als Fertigpräparat (Unguentum Absinthii) im Hildegard-Vertrieb zu kaufen. Das Fertigpräparat ist übrigens auch wesentlich haltbarer. Wenn Sie Wermutsalbe selbst anfertigen möchten, sollten Sie immer nur kleine Mengen auf einmal zubereiten.

Im Volksmund heißt der Wermut auch Artenheil, bitterer Beifuß, Eberreis, Heilbitter, Wurmkraut, Schweizertee oder Magenkraut.

Indikation: rheumatisch bedingte Gelenkentzündungen, Gelenkschmerzen, Knochenschmerzen, Verschleißerscheinungen, Arthrose, Arthritis

Zutaten: 40 g frisches Wermutkraut, 10 g Rindertalg, 10 g Hirschtalg, 10 g Hirschmark

Zubereitung: Zerstoßen Sie den frischen Wermut im Mörser zu Brei. Schmelzen Sie Rinder- und Hirschtalg sowie Hirschmark in einem Topf, und rühren Sie dann den Wermutbrei hinein. Lassen Sie die Salbe anschließend abkühlen, und bewahren Sie sie in möglichst luftdicht verschlossenen Behältern im Kühlschrank auf.

Anwendung: Reiben Sie die schmerzenden Regionen 1- bis 2-mal täglich ein. Nach Möglichkeit sollten Sie dies am offenen Feuer, am Kamin oder an einer anderen Wärmequelle (Heizung) durchführen. Alternativ können Sie auch eine Wärmelampe (Rotlicht) verwenden. Obwohl es manchmal zu sehr schnellen Heilerfolgen kommt, kann auch eine mehrwöchige Behandlung erforderlich sein, um die Beschwerden zum Abklingen zu bringen.

Wermutöl

Auch bei Wermutöl können Sie sich zwischen dem Fertigpräparat (Oleum Absinthii) und der eigenen Zubereitung entscheiden.

Indikation: Husten, Verschleimung der Lunge, Bronchitis, Brustschmerzen, Rippenfellentzündungen, Nierenschmerzen, Erkältungskrankheiten, Grippe

Zutaten: 50 ml Wermutsaft, 150 ml Olivenöl, 3 TL Rosenöl

Vorsicht: Wermutöl darf nur äußerlich verwendet und keinesfalls eingenommen werden.

Zubereitung: Vermischen Sie den Wermutsaft mit dem Oliven- und Rosenöl, und bewahren Sie die Mischung in einem gut verschlossenen, hellen Glasbehälter auf, den Sie in die Sonne stellen. Schütteln Sie das Öl regelmäßig kräftig durch. Nachdem das Öl 2 bis 3 Wochen an der Sonne stand, lagern Sie es kühl. Das Öl sollte erst 1 Jahr später benutzt werden. Obwohl das Öl in dieser Zeit ranzig wird, werden seine Heilwirkungen dadurch nicht zerstört.

Anwendung: Reiben Sie sich bei Beschwerden 2- bis 3-mal täglich die Brust oder die schmerzenden Bereiche mit einigen Tropfen Wermutöl ein.

Wermut-Eisenkraut-Wein

Indikation: Zahnschmerzen, Zahnwurzelerkrankungen, eitrige Entzündungen im Zahn- und Kieferbereich

Zutaten: 30 g Wermutkraut, 30 g Eisenkraut (diese Kräuter sind auch als »Zahnwehkräuter« oder »Species dentales« im Fachhandel erhältlich), 500 ml Wein, 1 TL Vollrohrzucker

Zubereitung: Kochen Sie die Kräuter etwa 10 Minuten lang im Wein, geben Sie alles durch ein Sieb, und süßen Sie den Wein mit etwas Vollrohrzucker.

Einnahmeempfehlung: Nehmen Sie 3-mal täglich je 2 Esslöffel Wein.

▶ **Tipp** Werfen Sie die gekochten Kräuter nicht weg, sondern erwärmen Sie sie vor dem Zubettgehen nochmals kurz. Füllen Sie sie anschließend in ein kleines Leinentuch, und fixieren Sie die Kräuter während der Nachtruhe mit einer Binde über dem schmerzenden Kieferbereich.

▶ **Vorsicht** Bedenken Sie, dass Wermut die Schmerzen zwar lindern, Karieslöcher jedoch nicht füllen kann. Falls die Schmerzen nicht schnell nachlassen, sollten Sie daher möglichst bald einen Zahnarzt aufsuchen.

Auch als Gewürz kann man Wermut verwenden. Sein Bitterstoff macht schwere und fette Speisen wie beispielsweise Gänsebraten leichter verdaulich.

Zahnschmerzen mit Wermut lindern

Zahnschmerzen und Eiterzähne machen vielen Menschen das Leben zur Hölle. Alle Sinne und die gesamte Aufmerksamkeit konzentrieren sich ausschließlich auf jenen Zahn, der von der Zunge stundenlang umkreist wird – bis dann alles im Mund unterschiedlos weh tut.

Selbst stärkste Dosierungen von Schmerzmitteln helfen bei Eiterzähnen oft nicht mehr. Dann ist es äußerst hilfreich, Wermut in der Hausapotheke zu haben.

▶ In dieser Situation bietet Ihnen Wermut eine willkommene Linderung. Mit dem Wermut-Eisenkraut-Wein können Sie die Schmerzen meist vertreiben.

▶ Diese Wirkung können Sie steigern, indem Sie eine Gewürznelke kauen (nicht schlucken).

▶ Ist der Schmerz nach einigen Stunden nicht verschwunden oder stark gelindert, gehen Sie umgehend zum zahnärztlichen Notdienst.

Zimt

Die Pflanze

Der bis zu 20 Meter hohe Zimtbaum (Cinnamomum ceylanicum) gehört zur Familie der Lorbeergewächse (Lauraceae). Er stammt aus Sri Lanka (früher Ceylon) und wird heute vorwiegend in Südindien, Madagaskar und auf den Seychellen angebaut, aber auch in Brasilien und auf Jamaika. Es gibt unterschiedliche Zimtbaumarten. Daher ist es ungewiss, welchen Zimtbaum Hildegard als Heilmittel einsetzte. Zimt wird auch als Canehl, Kaneel oder Ceylonzimt bezeichnet.

Seit über 4000 Jahren ist Zimt als wirkungsstarkes Heilmittel in China bekannt. Das Gewürzpulver wird aus der Rinde der kleinen Zweige des Zimtbaums hergestellt.

Verwendete Pflanzenteile und Inhaltsstoffe

Als Gewürz wird die weniger als ein Millimeter dicke, geschälte und getrocknete Innenrinde der kleineren Zweige verwendet. Die Rinde kommt in zusammengerollten, ineinander gesteckten Stücken als Stangenzimt in den Handel. Für Heilmittel ist es wichtig, echten Zimt aus Ceylon und nicht Chinazimt zu verwenden. Zu den Inhaltsstoffen zählen Zimtaldehyd, Eugenol, Linalool, Safrol und Zimtsäure.

Anwendungsgebiete nach Hildegard

Hildegard empfiehlt Zimt bei Gicht, Fieber, Lähmungen, Nasennebenhöhlenentzündung, Nasenpolypen, Atemstörungen, Kopfschmerzen, depressiven Verstimmungen und Nervenleiden.

»Zimt ist äußerst warm und hat gar starke Kräfte und hält auch ein wenig Feuchtes in sich; doch seine Wärme ist stärker als die Feuchtigkeit, und wer ihn oft ißt, dem vertreibt er schlechte Säfte und bereitet gute Säfte in ihm. Daher nehme jemand, der durch Gicht und Lähmung leidet und von täglichem oder drei- oder viertägigem Fieber geplagt wird, ein stählernes Gefäß und gieße guten Wein hinein, und dazu gebe er Holz und Blätter des Zimtbaumes, so sie noch Saft in sich tragen, und lasse dies auf dem Feuer kochen und trinke es oft warm, so wird er geheilt werden.

Doch ein Mensch, der einen schweren und stumpfen Kopf spürt, so daß er seinen Atem nur schwer durch die Nase ausstoßen und einziehen kann, der bereite aus Zimt ein Pulver und esse das Pulver oft mit etwas Brot oder lecke es aus seiner Hand, so wird es die schlechten Säfte, die seinen Kopf stumpf machen, auflösen.« (»Physica«, Buch I/20)

Heutige Anwendungsgebiete

Zimt wird heute vor allem zum Würzen von Backwaren und Süßspeisen eingesetzt. In Glühwein und verschiedenen Likören wird Zimt zum Aromatisieren verwendet, ebenso als wichtiger Bestandteil von Currymischungen.

Zimt ist eines der ältesten Gewürze der Welt, und in China sind die Heilwirkungen von Zimt bereits seit über 4000 Jahren bekannt. Zimt besitzt zahlreiche heilende Eigenschaften. Zimt wirkt:

▶ Antiseptisch

▶ Antimikrobiell (tötet Mikroben)

▶ Fungizid (pilzabtötend)

▶ Verdauungsfördernd

Das »warme« Aroma von Zimt vertreibt Gicht, Fieber, Kopfschmerzen und Depressionen. Gebrauchen Sie reichlich Zimt in Ihrer Küche.

Zimt in der Küche

Zimt ist eine gesunde Heilpflanze und auch ein wohlschmeckendes Gewürz zum Backen. Mit Zimt würzt man traditionell:

▶ Süßspeisen und Kompotte

▶ Herzhaftes wie geschmortes Rindfleisch oder Currygerichte

▶ Milchspeisen wie Grießbrei oder Dickmilch

Zimt können Sie vielfältig zum Backen und Kochen verwenden. Hier einige populäre Rezepte mit Zimt:

▶ Zimtsterne

▶ Zimtkugeln

▶ Zimtsauce

▶ Zimtpudding

▶ Zimtknoten (Fettspitzgebäck)

▶ Zimtwaffeln

▶ Zimthippen

▶ Zimteis

Tipp: Streuen Sie doch mal Zimt (statt Zucker) auf frischen Obstsalat.

Zimt in der Volksheilkunde

In der früheren Volksheilkunde wurde Zimt gegen Menstruationsbeschwerden eingesetzt. Heute verwendet man Zimt vor allem bei:

▶ Appetitlosigkeit
▶ Blähungen
▶ Krampfartigen Magen-Darm-Erkrankungen
▶ Völlegefühl

In der Aromatherapie wird ätherisches Zimtöl eingesetzt gegen:

▶ Angstzustände
▶ Erkältungskrankheiten
▶ Grippe
▶ **Vorsicht** Zimthaltige Mittel dürfen weder während der Schwangerschaft noch bei Magen- oder Darmgeschwüren eingenommen werden!

Zimt ist im Handel erhältlich als:

▶ Zimtstangen
▶ Zimtpulver

Für die Verwendung in der Küche eignet sich Zimtpulver am besten. Verwenden Sie möglichst nur kleine Packungen, damit das Gewürz frisch bleibt.

> **Bei Erkältungen gibt man fünf Tropfen ätherisches Zimtöl in die Duftlampe. Das desinfiziert die Raumluft und erleichtert die Atmung.**

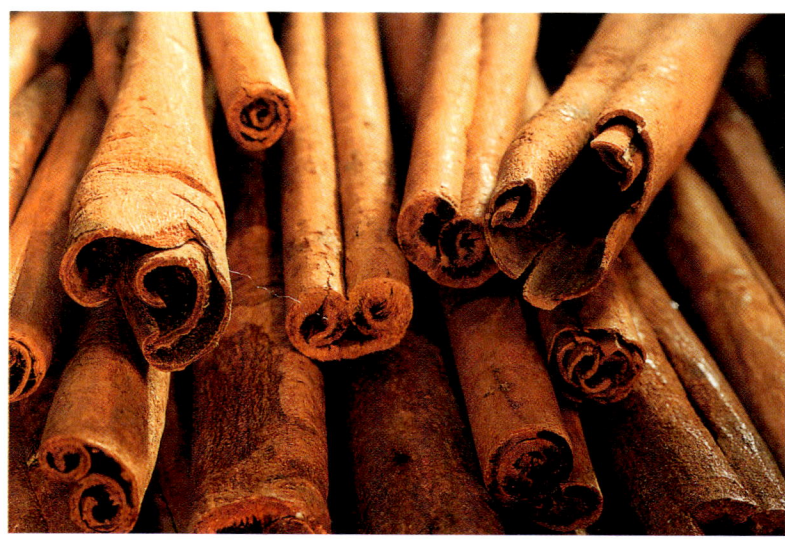

Zimt ist vielen Menschen nur als Gewürzmittel der Weihnachtszeit bekannt, doch seine heilenden Kräfte kann man natürlich das ganze Jahr über nutzen.

Rezepte und Darreichungsformen

Zimtpulver
Indikation: Nasenpolypen, Nebenhöhlenentzündung, Atembe-
schwerden, Probleme des Gehör-, Geruchs- und Geschmackssinns,
Depressionen, Nervenleiden, Kopfschmerzen, Appetitlosigkeit, Ma-
gen-Darm-Beschwerden, Blähungen, Völlegefühl, Gicht, Fieber
Anwendung: Verwenden Sie Zimt regelmäßig als Gewürz in der
Küche. Streuen Sie 1 Messerspitze Zimt auf 1 Stück Brot, und kauen
Sie das Ganze gründlich, oder lecken Sie etwas Zimt.

Mit etwas Zimt geben Sie fast jeder Brotsorte einen neuen und interessanten Geschmack. Verwenden Sie daher viel Zimt beim Backen.

Nervenkekse
Indikation: Nervenschwäche, Nervosität, innere Unruhe, depressive
Verstimmungen, psychosomatische Erkrankungen
Zutaten: 50 g Zimtpulver, 50 g Muskatnusspulver, 10 g Nelkenpulver,
1500 g Dinkelmehl (fein gemahlen), 4 Eier, 500 g Butter, 300 g Ho-
nig, 1 Prise Salz
Zubereitung: Vermischen Sie Zimt, Muskatnuss und Nelken zu einem
Gewürzpulver, und mengen Sie es unter das Mehl. Rühren Sie Eier,
Butter und Honig mit dem Salz schaumig, geben Sie das gewürzte
Dinkelmehl allmählich unter Rühren hinzu, und kneten Sie das
Ganze zu einem Teig, den Sie über Nacht kalt stellen. Rollen Sie den
Teig am nächsten Tag dünn aus, und stechen Sie kleine Kekse aus.
Backen Sie die Kekse bei 180 °C zwischen 5 und 10 Minuten lang.
Einnahmeempfehlung: Essen Sie täglich je nach Größe 3 bis 6 Kekse
über den Tag verteilt.

Zimtwein
Indikation: Gicht, Lähmungserscheinungen, Fieber, Erkältungen
Zutaten: 500 ml Wein, 2 bis 3 mittelgroße Zimtstangen
Zubereitung: Bringen Sie den Wein mit den Zimtstangen in einem
Topf zum Kochen. Lassen Sie das Ganze anschließend noch 10 Minu-
ten lang leicht kochen. Entfernen Sie die Zimtstangen, und halten Sie
den Wein in einer Thermosflasche warm.
Einnahmeempfehlung: Trinken Sie 3- bis 4-mal täglich 1 Likörglas.

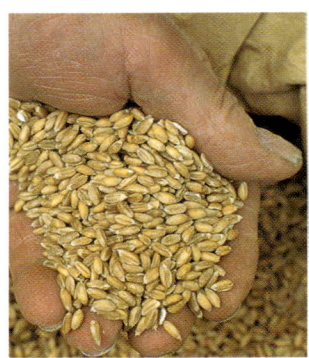

Eine der wichtigsten Rollen in der Hildegard-Heilkunde spielt der Dinkel.

Die besondere Wirkung der Universalmittel in der Hildegard-Heilkunde beruht auf der Kombination mehrerer Inhaltsstoffe verschiedener Pflanzen. Durch diese Kombination ergibt sich ein starker synergetischer Effekt.

Hildegards Spezialrezepte

Nach den wichtigsten Heilpflanzen der Hildegard-Heilkunde finden Sie hier nun die besten Universalmittel der Heiligen.

Die Standardmittel

Die folgenden Heilmittel werden innerhalb der Hildegard-Heilkunde auch als Universalheilmittel oder Standardmittel bezeichnet. Es handelt sich dabei um Hildegard-Heilmittel, deren Wirkung weniger auf einzelne Pflanzen und ihre Inhaltsstoffe als vielmehr auf die besondere Rezeptur verschiedener miteinander kombinierter Zutaten zurückzuführen ist.

Synergetische Wirkung

Gerade bei diesen Spezialrezepten macht die synergetische Wirkung, d. h. das Zusammenwirken der kombinierten Wirkstoffe, den besonderen Heilerfolg aus. Hier birgt die Hildegard-Heilkunde zweifellos noch viele Geheimnisse: Obwohl die Wissenschaftler nach dem heutigen Stand der Forschung es kaum erklären können, sind die therapeutischen Erfolge gerade bei diesen Spezialrezepten oft höchst erstaunlich. Tatsächlich wurde dies von zahlreichen Anhängern der Hildegard-Heilkunde inzwischen auch tausendfach bestätigt.

Die wichtigsten Spezialrezepte der Hildegard-Heilkunde sind:

▶ Herzwein
▶ Birnhonig
▶ Goldkur
▶ Sivesanpulver
▶ Dinkelrezepturen

Erkrankungen durch Vorbeugung vermeiden

Alle diese Universalheilmittel haben ein besonders breit gefächertes Wirkungsspektrum, sind also bei einer Vielzahl an Erkrankungen anwendbar und somit eine große Hilfe für die Gesundheit.

Hildegards Spezialrezepte sind aber nicht nur im Krankheitsfall zu empfehlen, sondern auch in folgenden Fällen:

▶ Zur Erhöhung des allgemeinen Wohlbefindens
▶ Zur Stärkung der Abwehrkräfte
▶ Zur Verlangsamung des Alterungsprozesses
▶ Zur Erhaltung der körperlich-seelischen Harmonie

Gesundheit und Eigenverantwortung

Durch zahlreiche Reformen und Sparmaßnahmen im Gesundheitsbereich wird die eigenverantwortliche Lebensführung immer wichtiger. Kurz gesagt: Für Ihre Gesundheit, Gesunderhaltung bzw. Krankheitsvermeidung sind Sie in erster Linie selbst verantwortlich.

Hierfür bietet sich die Hildegard-Heilkunde als ideales, natürliches, nebenwirkungsfreies und bei all diesen Vorteilen sogar noch kostengünstiges Instrumentarium an.

Mit den Methoden der Hildegard-Heilkunde können Sie:

▶ Ihre Gesundheit steigern
▶ Erkrankungen und Leiden durch Vorsorge vermeiden
▶ Erkrankungen und Leiden sanft und wirksam kurieren
▶ Ihre Ernährung umstellen und verbessern
▶ Ihre emotionale Befindlichkeit deutlich verbessern
▶ Die Kosten Ihrer Gesunderhaltung deutlich senken

Fitness und Optimismus

Daneben bekommen Sie mit den Methoden der Hildegard-Heilkunde noch zwei willkommene Nebeneffekte: Ihre körperliche und mentale Fitness wird deutlich gesteigert – und Ihre Laune bessert sich. Sie werden optimistischer und fröhlicher.

Mehr und mehr wird Ihre Eigenverantwortung für Ihre Gesunderhaltung bzw. für die Bekämpfung von Erkrankungen gefordert, da die sozialen Sicherungssysteme (Stichwort »Krankenkassen«) überfordert sind. Hier bietet Ihnen die Hildegard-Heilkunde zahlreiche wirkungsstarke und dabei kostengünstige Rezepte.

Herzwein

Den berühmten Herzwein kann man aus Honig, Petersilie, Essig und Wein selbst herstellen. Im Hildegard-Vertrieb ist er unter der Bezeichnung »Petersilienhonigwein« (Vinum Petroselini) erhältlich.

Warmer Wein wirkt Wunder

Besonders wirkungsvoll ist der Herzwein, wenn Sie ihn warm genießen. Nachdem der Herzwein als Heilmittel aus der Naturheilkunde fast schon verbannt war, deuten neue Erkenntnisse bezüglich der Inhaltsstoffe immer mehr auf seine gesundheitlichen Wirkungen hin. Hildegard gehörte zu den ersten Heilkundigen, die warmen Medizinwein zu Heilzwecken eingesetzt haben.

Bei Herzproblemen, z. B. zur Vorbeugung oder Nachbehandlung von Herzinfarkten, bietet der Herzwein die besten Heilwirkungen.

Geringer Alkoholgehalt

Durch den Kochvorgang wird der Alkoholgehalt des Weins stark reduziert und liegt nur noch zwischen ein und drei Prozent, so dass der Herzwein sich auch für die langfristige Einnahme eignet. Bei richtiger Dosierung ist der Herzwein ein ausgezeichnetes Heilmittel, durch das noch niemand zum Alkoholiker geworden ist – denn auch hier gilt, was Paracelsus sagte: »Die Dosis allein macht das Gift.«

Heilwirkungen

Der Herzwein wirkt leicht blutdrucksenkend, herz- und kreislaufentlastend, nierenstärkend und schwach entwässernd. Er wird vor allem als Stärkungsmittel für Herz und Kreislauf, gegen Herzprobleme, z. B. Herzschwäche oder Angina pectoris, sowie bei Schwächezuständen, Schwindel und leicht erhöhtem Blutdruck eingenommen. Doch auch zur Vorbeugung oder Nachbehandlung von Herzinfarkten, bei Nierenerkrankungen und sogar bei depressiven Verstimmungen und Einschlafproblemen ist Herzwein ein ideales Mittel.

Hildegard über den Herzwein

»Wer aber Schmerzen im Herz, der Milz oder der Seite des Leibes hat, der koche Petersilie in Wein und gebe wenig Essig und ausreichend Honig hinzu und seihe alles durch ein Tuch, und das trinke er oft und so wird es ihn heilen.« (»Physica«, Buch I/68)

Die Herzweinrezeptur

Zutaten: 7 bis 10 Stängel frische Petersilie mit Kraut, 1 l Weißwein von guter Qualität, 2 EL Weinessig, 100 g kaltgeschleuderter Bienenhonig, 2 TL Alkohol (70 %)

Zubereitung: Zerschneiden Sie die Petersilie, und geben Sie sie zusammen mit dem Wein und dem Weinessig in einen großen Kochtopf. Wärmen Sie das Ganze auf dem Herd auf, und lassen Sie es 5 bis 10 Minuten lang kräftig kochen, wobei Sie regelmäßig und gründlich umrühren sollten.

Stellen Sie die Temperatur dann niedriger, geben Sie den Honig hinzu, und lassen Sie den Wein nochmals 5 Minuten lang bei niedriger Hitze und geschlossenem Deckel leicht kochen.

Schwenken Sie währenddessen 2 gut gereinigte und ausgespülte Literflaschen mit je 1 Teelöffel 70-prozentigem Alkohol aus, und lassen Sie den Alkohol in den Flaschen, da die Haltbarkeit des Heilmittels dadurch gesteigert wird.

Wenn der Herzwein lange genug gekocht hat, geben Sie ihn durch ein feines Sieb oder ein Leinentuch und füllen ihn noch heiß in die gereinigten Flaschen, die Sie sofort verschließen sollten.

Einnahmeempfehlung: Nehmen Sie über einen längeren Zeitraum hinweg täglich 2- bis 3-mal jeweils 1 kleines Likörglas bzw. 2 bis 3 Esslöffel Herzwein ein.

Am besten ist es, wenn Sie den Wein vor der Einnahme ein wenig aufwärmen, da die Heilwirkungen dadurch noch um einiges gesteigert werden. Falls Sie unter Einschlafschwierigkeiten leiden, sollten Sie 1-mal täglich vor dem Schlafengehen 1/2 Tasse warmen Herzwein zu sich nehmen.

Die Heilwirkungen von Petersilie, Wein und Honig ergänzen und steigern sich bei diesem Rezept gegenseitig (Synergieeffekt).

Goldkur

Hildegard setzte in ihrer Therapie nicht nur pflanzliche Mittel, sondern auch Kristalle und Metalle ein. Für die Goldkur wird eine sehr kleine Menge reines Goldpulver benötigt. Nach Hildegards Anweisungen sollte diese Kur jedoch nur einmal im Jahr durchgeführt werden. Die Goldkur wird auch als Zwei-Tage-Goldkur oder als Rheumakur bezeichnet, da sie vor allem rheumatische Beschwerden lindert.

Übrigens werden Goldpräparate auch in der Homöopathie verschrieben. In der Schulmedizin werden Goldinjektionen gegen rheumatische Beschwerden eingesetzt, wobei diese den Nachteil haben, dass anschließend verschriebene Medikamente kaum noch wirksam sind. Im Gegensatz dazu ist die Hildegard-Goldkur vollkommen unbedenklich und frei von Nebenwirkungen.

Für diese Goldkur benötigen Sie wirklich nur eine sehr kleine Menge echtes Gold. Das Edelmetall wirkt als Katalysator im Körper.

Heilwirkungen

Die Goldkur eignet sich für die Behandlung von rheumatischen Beschwerden, Gelenkschmerzen, Muskelschmerzen, Gelenkversteifung, Gicht, Gastritis und zur allgemeinen Stärkung der Gesundheit sowie zur Vorbeugung gegen Erkrankungen im Bereich des Bewegungsapparats.

Hildegard über die Goldkur

»*Das Gold ist warm und hat gewissermaßen die Natur der Sonne und ist von der Luft. Wenn aber ein Mensch unter Gicht* [gemeint sind rheumatische Erkrankungen] *leidet, dann nehme er Gold und koche es in der Weise, daß kein Schmutz an ihm ist und nichts verloren geht, und er vermahle es zu einem Pulver. Sodann nehme er etwas Semmelmehl* [Dinkelfeinmehl] *– etwa eine halbe Handfläche voll, knete es mit Wasser und gebe dem Teig etwa die Menge einer kleinsten Münze Gold bei* [entspricht ungefähr 0,6 Gramm] *und dies esse er am frühen Morgen nüchtern.*

Und auch am zweiten Tag mache er auf dieselbe Art mit Mehl und Gold ein Küchlein und esse es auch an diesem Tag nüchtern, und so wird die Gicht für ein Jahr von ihm gewichen sein.

Und dieses Gold liegt dann zwei Monate in seinem Magen ohne ihn zu reizen und ohne ihn geschwürig zu machen, sondern wenn er kalt und schleimig ist, dann wird er für diesen Menschen gewärmt und gereinigt, ganz ohne Gefahr. Wenn aber ein Gesunder dieses tut, so wird seine Gesundheit erhalten und auch wenn er erkrankt, wird er geheilt werden.

Und dann nimm erneut reines Gold, um es in einem Topf oder anderem Geschirr zum Glühen zu bringen, auf diese Weise erhitzt tauche es in guten Wein, damit dieser davon aufgewärmt werde, und trinke den Wein oft warm, so wird die Gicht vertrieben.« (»Physica«, Buch IX/1)

Die Zwei-Tage-Goldkur

Zutaten pro Tag: 2 EL Dinkelfeinmehl, 0,6 g Goldpulver, Wasser

▶ **Erster Tag** Kneten Sie das Dinkelmehl und das Goldpulver mit Wasser zu einem festen Teig. Essen Sie diesen Teig morgens auf nüchternen Magen, kurz vor dem Frühstück.

▶ **Zweiter Tag** Bereiten Sie wiederum aus Mehl, Goldpulver und Wasser einen Teig, den Sie diesmal jedoch zu einem kleinen Kuchen formen und im Ofen bei 180 °C etwa 10 Minuten lang backen. Essen Sie dieses Küchlein morgens auf nüchternen Magen.

Goldwein

Goldwein dient als Ergänzung zur Goldkur. Er sollte bei rheumatischen Erkrankungen auch nach der Zwei-Tage-Kur über längere Zeit eingenommen werden. Sie können Goldwein in Apotheken mit Hildegard-Sortiment oder über den Hildegard-Vertrieb beziehen. Oder Sie verwenden einen kleinen Tauchsieder, der allerdings nicht verchromt sein darf. Lassen Sie die Heizspirale beim Goldschmied vergolden. Wärmen Sie den Wein mit diesem Tauchsieder auf.

Einnahmeempfehlung: Trinken Sie über einen längeren Zeitraum hinweg 2-mal täglich je 1 Likörglas Goldwein.

Goldkur und Goldwein nach Hildegard von Bingen sind die ideale Ergänzung einer mehrtägigen Gesundheitskur, beispielsweise im Frühjahr.

Birnhonig

Der Birnhonig (oder Birnenhonig) ist ein Spezialrezept aus Birnen, Honig und einer Gewürzmischung. In der Hildegard-Heilkunde wird dieses Universalmittel mit großem Erfolg bei Kopfschmerzen und zur Blutreinigung eingesetzt. Birnhonig ist im Fachhandel als Fertigpräparat erhältlich (Mel Piratum), man kann ihn aber auch selbst problemlos zubereiten.

Birnhonig ist ein probates und wirksames Mittel gegen Kopfschmerzen. Lassen Sie doch ab und zu mal die Kopfschmerztablette liegen, und probieren Sie dieses Naturheilmittel.

Heilwirkungen

In der Hildegard-Heilkunde wird der Birnhonig eingesetzt, um Kopfschmerzen, Migräne, Wetterfühligkeit und Atembeschwerden zu behandeln. Das Mittel eignet sich aber auch zur Entschlackung und Blutreinigung und ist somit als zusätzliche Maßnahme bei der Behandlung chronischer Erkrankungen sehr zu empfehlen.

Hildegard über den Birnhonig

»Nimm Birnen, die du kleinschneidest, wirf aber die Kerne fort und koche sie [die Birnen] *stark in Wasser und quetsche sie dann zu Mus, nimm dann Bärenwurz und weniger Galgant als Bärenwurz, und weniger Süßholz als Galgant und weniger Pfefferkraut als Süßholz, wenn du aber kein Bärenwurz hast, so ersetze es durch Fenchelwurzel, die du zu Pulver mahlst, mische alle Pulver zusammen und lege sie in etwas erwärmten Honig ein, und füge die genannten Birnen hinzu, und vermische alles unter kräftigem Rühren, dann gib alles zusammengefügt in Dosen.*
Iß jeden Tag ein Löffelchen davon erst nüchtern, dann nach dem [Mittag-] *Essen 2 Löffel und abends im Bette liegend 3 Löffel.*
Und das ist die beste Latwerge, ja kostbarer als Gold und von größerem Nutzen als das reinste Gold, weil es Migräne vertreibt und die Dämpfigkeit der Brust mindert, die durch rohe Birnen verursacht werden können. Auch werden alle schlechten Säfte verzehrt und so wird der Mensch vom Schmutz gereinigt, wie Geschirr gereinigt wird.« (»Physica«, Buch III/2)

Die Birnhonigrezeptur

Zutaten: 4 bis 5 ungeschälte, große Birnen, 200 g kaltgeschleuderter Honig, 20 g Bärenwurz- oder Fenchelwurzelpulver, 15 g Galgantpulver, 10 g Süßholzpulver, 8 g Mauerpfefferpulver

Zubereitung: Waschen Sie die Birnen, und vierteln Sie sie, ohne sie zu schälen. Entfernen Sie die Kerne und das Kerngehäuse. Kochen Sie die Birnenstücke in Wasser weich. Besonders schnell und schonend können Sie die Birnen auch im Dampfdrucktopf kochen. Schütten Sie das Wasser weg, und pürieren Sie die Birnen zu Brei. Wärmen Sie den Honig (der möglichst dünnflüssig sein sollte) im Wasserbad bei etwa 37 °C auf, und rühren Sie die Pulvermischung aus den Gewürzen gründlich in den Honig ein. Vermischen Sie den Gewürzhonig mit dem Birnenmus, und füllen Sie den fertigen Birnhonig in verschließbare Gläser. Nach dem Abkühlen sollten Sie das Mittel im Kühlschrank aufbewahren.

Einnahmeempfehlung: Nehmen Sie 3-mal täglich Birnhonig ein:

▶ Morgens 1 Teelöffel auf nüchternen Magen
▶ Mittags 2 Teelöffel nach dem Essen
▶ Abends 3 Teelöffel vor dem Schlafengehen

Bei diesem Rezept ist es besonders wichtig, qualitativ sehr hochwertigen Honig zu verwenden. Ein naturreines Produkt aus einer kleinen Imkerei ist dazu gut geeignet.

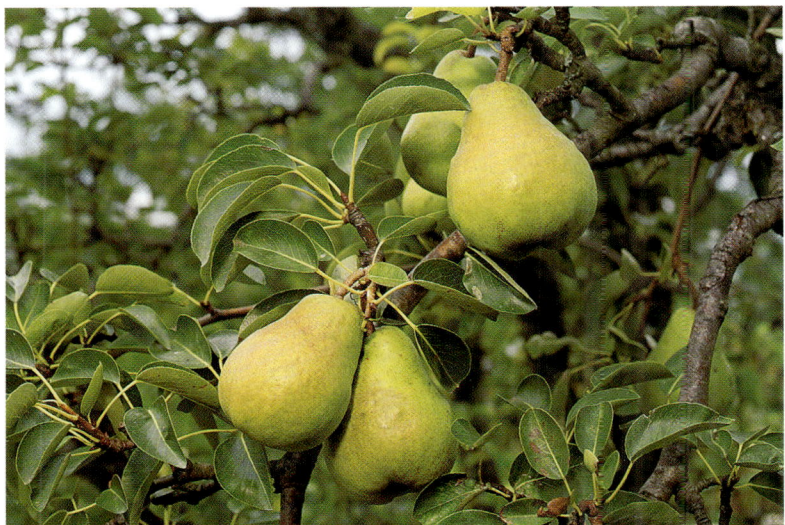

Wenn man besonders aromatische Birnen auswählt, wird Birnhonig nicht nur heilsam, sondern auch ausgesprochen wohlschmeckend.

Sivesanpulver

Sivesanpulver oder kurz Sivesan ist ein Mischpulver aus verschiedenen Kräutern. Der wichtigste Inhaltsstoff ist Fenchel. Daher wird dieses Spezialrezept auch als Fenchelmischpulver bezeichnet.

Zu Hildegards Zeiten wurde das Universalheilmittel Sivesan durch ein grobes Tuch gesiebt, heute können Sie stattdessen ein feinmaschiges Sieb benutzen und das gesundheitsstärkende und energiespendende Pulver ohne Schwierigkeiten selbst herstellen. Sivesanpulver ist im Fachhandel auch als Fertigmischung erhältlich (Pulvis Piloselae comp.). Sivesan wird in warmem Wein eingenommen.

Der wichtigste Bestandteil von Sivesanpulver ist Fenchelsamen. Man nennt das Pulver daher auch Fenchelmischpulver.

Heilwirkungen

Sivesan wird als allgemeines Stärkungs- und Gesundheitsmittel eingesetzt. Zu den wichtigsten Anwendungsgebieten gehören beispielsweise Immunschwäche, Angina pectoris, Bluthochdruck, Kreislaufschwäche, Wetterfühligkeit, Kraftlosigkeit, Untergewicht, Nierenprobleme, Wechseljahrebeschwerden und Verdauungsschwächen. Darüber hinaus kann das Heilmittel den Stoffwechsel anregen, den Kreislauf stärken und die Gesundheit erhalten.

Hildegard über das Sivesanpulver

»Der Mensch nehme auch den Samen des Fenchels und halb so viel Galgant wie Fenchel und halb so viel Diptam wie Galgant und halb so viel Habichtskraut wie Diptam, und er mache alles zu Pulver und siebe es durch ein Tuch und nach einer knappen Stunde nach dem Mittagessen schütte er das Pulver in warmen, nicht zu heißen Wein und er trinke ihn warm. Und dieses Pulver erhält dem gesunden Menschen die Gesundheit, der Kranke wird aber gestärkt, und es verhilft dem Menschen zu einer guten Verdauung und verleiht ihm Energien und färbt die Gesichtsfarbe schön und gut, und jedem Menschen, dem Gesunden und Kranken, ist es nützlich, dies nach dem Essen zu nehmen.« (»Physica«, Buch I/66)

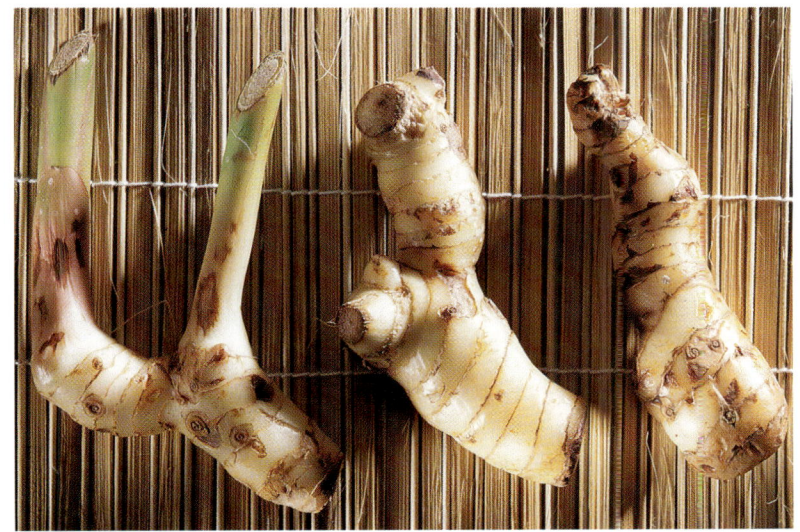

Eine Zutat für das Sivesan-pulver ist Galgantwurzel. Dieses Ingwergewächs hat einen scharf-aromatischen Geschmack und einen ange-nehm würzigen Duft.

Die Sivesanrezeptur

Zutaten: 24 g Fenchelpulver (aus Fenchelsamen), 12 g Galgantwur-zelpulver, 6 g Diptamkrautpulver, 3 g Habichtskrautpulver
Zubereitung: Vermischen Sie sämtliche Zutaten gründlich miteinan-der, und sieben Sie sie möglichst fein aus.
Einnahmeempfehlung: Nehmen Sie täglich etwa 1 Stunde nach dem Mittagessen 2 Messerspitzen Sivesanpulver in 1 Likörglas warmem Wein ein.

Fenchel und Fenchelsamen

Wenn Sie anfangs Probleme mit dem Geschmack von Sivesanpulver haben, können Sie im ersten Schritt einfach mal ein Fenchelrezept ausprobieren. Ein erster Vorschlag: überbackenes Fenchelgratin mit Schinken.
Nun kennen Sie den Geschmack – und Sie werden überrascht sein, wie wenig der typische Fenchelgeschmack im Sivesanpulver noch zu spüren ist.

Sie können Sivesanpulver ersatzweise auch mit normalem Wein einneh-men – wenn Sie es aber mit Herzwein kombinie-ren, verstärken Sie die Wirkung deutlich.

Dinkel

Gesundes Getreide seit Jahrtausenden

Dinkel spielt in der Ernährungsheilkunde der heiligen Hildegard eine große Rolle. Das mehr als 8000 Jahre alte Urgetreide gehört zu den gesündesten und verträglichsten Nahrungsmitteln überhaupt. Nicht umsonst wird dieser heute oft als Spezialität angebotenen Getreideart, die zur Gattung Weizen (Gramineae) gehört, innerhalb der Hildegard-Heilkunde eine so enorme Bedeutung beigemessen.

Aus Hildegards Sicht gehört Dinkel unbedingt zur täglichen Ernährung. Kein anderes Getreide kann Dinkel ersetzen. Der »Bund der Freunde Hildegards« hat inzwischen eine Dinkeldiät eingeführt.

Getreide ist eines der wichtigsten Nahrungsmittel der Menschheit. Daher kommt es entscheidend darauf an, das heute gebräuchliche Weißmehl durch gesündere Getreidesorten zu ersetzen. Dinkel ist hier die ideale Alternative.

Vielfalt in der Küche

Dinkel ist extrem vielseitig anwendbar. Es gibt beispielsweise:
▶ Dinkelkuchen
▶ Dinkelreis
▶ Dinkelsuppen
▶ Dinkelbratlinge
▶ Dinkelkaffee
▶ Dinkelbier

Mit Dinkel Erkrankungen vermeiden

In den meisten Naturkostläden werden hochwertige und wohlschmeckende Dinkelbrote angeboten. Allein durch die regelmäßige Verwendung von Dinkelprodukten ließen sich bereits viele Erkrankungen vermeiden. Nun ist das Thema »Dinkel« allerdings derart umfangreich, dass es den Rahmen dieses Ratgebers sprengen würde, im Detail darauf einzugehen. Außerdem gibt es ausreichend Literatur zum Thema »Dinkel in der Hildegard-Ernährung« (siehe Literaturempfehlungen auf Seite 95).

Heilwirkungen

Dinkelkörner und Dinkelprodukte bilden die Grundlage für die Behandlung von Magen-Darm-Erkrankungen, Stoffwechselleiden, Nierenerkrankungen, chronischen Erkrankungen, Grippe, Schwächezuständen, Kreislaufschwäche, Durchblutungsstörungen und Erkrankungen des Nervensystems.

Dinkel ist ein wichtiges Mittel, um die Gesundheit zu stärken, beispielsweise nach Herzinfarkten oder Schlaganfällen oder bei lebensbedrohlichen Krankheiten, die mit einer Schwächung des Immunsystems einhergehen.

Hildegard über den Dinkel

»Der Dinkel ist das beste aller Getreide, denn er ist warm, fett und voller Kraft und milder als die anderen Getreidearten. Und wer ihn ißt, dem bereitet er gutes Fleisch und rechtes Blut, und er macht den Sinn und das Gemüt des Menschen froh. Doch wie auch immer er gegessen wird, ob in Brot oder in anderen Speisen, ist er gut und mild.

Wenn aber jemand erkrankt ist, so daß er durch seine Krankheit nicht mehr essen kann, dann nimm ganze Dinkelkörner, koche sie in Wasser und gib Fett oder Eigelb hinzu, damit man sie des besseren Geschmacks wegen gut essen kann, und gib dem Kranken davon zu essen, so wird es ihn von innen heilen wie eine gute und heilende Salbe.« (»Physica«, Buch I/5)

Dinkelheilrezept (Dinkelsuppe)

Zutaten: 3 EL Dinkelkörner, 300 ml Wasser, 1 Eigelb oder 2 TL Butter, 1 Prise Salz

Zubereitung: Kochen Sie den Dinkel etwa 40 Minuten lang in Wasser, bis er weich ist. Geben Sie der Dinkelsuppe je nach Geschmack das Eigelb oder die Butter sowie ein wenig Salz zu, und verrühren Sie alles gründlich miteinander.

Einnahmeempfehlung: Nehmen Sie die Dinkelkörnersuppe bei Beschwerden 1-mal täglich zu sich.

Bauen Sie in Ihren Ernährungsplan öfter Dinkel ein: Der Bäcker um die Ecke oder das Reformhaus in Ihrem Viertel bieten viele wohlschmeckende Produkte an.

Hildegard-Heilmittel auf einen Blick

Heilmittel	Indikation	Anwendung
Akeleihonig	Husten, Verschleimung der Bronchien, akute und chronische Bronchitis, Lungenbeschwerden	3-mal täglich 1 Messerspitze bis 1 gestrichenen Teelöffel einnehmen
Akeleisaft	Fieberhafte Erkrankungen	2- bis 3-mal täglich 1 Likörglas voll einnehmen
Alantelixier	Asthma, zur Reinigung der Lunge	Vor dem Frühstück und Mittagessen je 1 Likörglas voll einnehmen
Alantwein	Asthma, Atemprobleme, Lungenschmerzen, zur Reinigung der Atemwege, Migräne	Vor und nach jeder Hauptmahlzeit je 1 Esslöffel einnehmen
Andornelixier	Husten, leichte Bronchitis	3- bis 4-mal täglich 2 gestrichene Esslöffel einnehmen
Andornteemischung	Verschleimung, Katarrhe der Atemwege, träge Verdauung	3- bis 4-mal täglich je 50 Milliliter einnehmen
Andornwein	Mandel-, Rachen- und Halsentzündungen, Erkältungen, Magen-Darm-Erkrankungen	2-mal täglich 1 kleines Glas voll einnehmen
Bachbungensaft	Hämorrhoiden, Blähungen, Verdauungsbeschwerden, rheumatische Erkrankungen	1/2 Teelöffel Presssaft im Essen mitkochen
Bachbungenspinat	Verdauungsbeschwerden, rheumatische Erkrankungen, Gicht	1- bis 2-mal pro Woche frischen Spinat essen
Beifußelixier	Verdauungsstörungen, Blähungen, Magenschmerzen, Darmbeschwerden	2-mal täglich je 2 Esslöffel vor dem Mittag- und Abendessen einnehmen
Beifußgewürz	Verdauungsprobleme, Koliken	1 bis 2 Messerspitzen im Essen mitkochen
Betonientee	Erkältungen, Sodbrennen, Durchfall	2- bis 3-mal täglich 1 Tasse trinken

Hildegard-Heilmittel auf einen Blick

Heilmittel	Indikation	Anwendung
Betonienkissen	Schlafstörungen, Alpträume	Kissen während der Nacht ins Bett legen
Birnhonig	Kopfschmerzen, Migräne, Wetterfühligkeit, Atembeschwerden, zur Entschlackung und Blutreinigung	Morgens nüchtern 1 Teelöffel, mittags nach dem Essen 2 Teelöffel und abends vor dem Schlafengehen 3 Teelöffel einnehmen
Brennnesselsaft	Venenentzündung, Venenleiden	1 Woche lang 2-mal täglich Umschläge auflegen
Brennnesselöl	Gedächtnisschwäche, Vergesslichkeit, Konzentrationsschwäche	Brustbein und Schläfen vor dem Zubettgehen einreiben
Brennnesselgemüse	Magenverstimmungen, Magenschmerzen, zur Blutreinigung	3-mal wöchentlich 1 kleine Portion essen
Brennnesseltee	Entzündungen der Harnwege, Blasenprobleme, Allergien, Frühjahrsmüdigkeit, Schuppenflechte	4 bis 8 Wochen lang täglich 3 Tassen trinken
Dinkel	Magenleiden, Darmerkrankungen, Stoffwechselstörungen, Nierenerkrankungen, chronische Erkrankungen, Grippe, Schwächezustände, Kreislaufschwäche, Durchblutungsstörungen, Nervenleiden, nach Herzinfarkten oder Schlaganfällen, bei lebensbedrohlichen Krankheiten	Dinkel so oft wie möglich in den Ernährungsplan einbauen, bei akuten Beschwerden 1 Teller Dinkelsuppe täglich essen
Fencheltee	Husten, Bronchialkatarrhe, Verschleimung der Atemwege, Verdauungsstörungen	2- bis 3-mal täglich 1 Tasse trinken
Fenchelaugenkompressen	Augenbeschwerden, übermüdete Augen	Kompressen mindestens 15 Minuten lang auflegen
Fenchelgranulat/ Fencheltabletten	Mundgeruch, Magenbeschwerden, Blähungen, Verdauungsstörungen	Granulat oder Tabletten mehrmals täglich im Mund zergehen lassen

Hildegard-Heilmittel auf einen Blick

Heilmittel	Indikation	Anwendung
Fenchel-Dill-Wein	Husten, Lungenverschleimung	3-mal täglich 1 Likörglas warmen Wein einnehmen
Fenchel-Süßholz-Saft	Als Ergänzung bei Herzbeschwerden, Herzinsuffizienz und Altersherz	3-mal täglich 1 Likörglas voll einnehmen
Galgantgewürz	Herzbeschwerden, Appetitlosigkeit, Leibschmerzen, Verdauungsstörungen, Blähungen	Speisen regelmäßig mit Galgantgewürz würzen
Galganttabletten	Angina pectoris, Herzschmerzen, Herzstechen, Herzrhythmusstörungen, Leibschmerzen, Darmbeschwerden, Koliken, Blähungen, Kopfschmerzen, Menstruationsbeschwerden	1-mal oder mehrmals täglich 1 Tablette lutschen oder in Flüssigkeit auflösen
Galganthonig	Herzbeschwerden, Herzstechen, nervöses Herz, Herzrhythmusstörungen, Kreislaufschwäche, Schwindel, Leibschmerzen, Fieber, Verdauungsstörungen	3-mal täglich 1 gestrichenen Teelöffel pur einnehmen
Galgantwein	Herzbeschwerden, Kreislaufschwäche, Schwindel, Leib- und Rückenschmerzen, Durchblutungsstörungen	2-mal täglich 1 Likörglas warmen Wein einnehmen
Goldkur/Goldwein	Rheumatische Erkrankungen, Gelenkschmerzen, Muskelschmerzen, Gelenkversteifung, Gicht, Gastritis, zur Vorbeugung gegen Erkrankungen im Bereich des Bewegungsapparats, zur Stärkung des Wohlbefindens	2-Tage-Kur (siehe Seite 80f.) durchführen
Herzwein	Herzprobleme, Herzschwäche, Angina pectoris, Schwächezustände, Schwindel, Bluthochdruck, Nachbehandlung von Herzinfarkten, Nierenerkrankungen, depressive Verstimmungen, Einschlafprobleme	Täglich 2- bis 3-mal jeweils 1 kleines Likörglas warmen Wein einnehmen

Hildegard-Heilmittel auf einen Blick

Heilmittel	Indikation	Anwendung
Liebstöckeltee	Verdauungsbeschwerden, Sodbrennen, zur Unterstützung der Nierentätigkeit	2- bis 3-mal täglich 1 Tasse Tee zwischen den Mahlzeiten trinken
Liebstöckelkräuter-mischung	Verdickung der Schilddrüse, Kropf, Drüsenschwellungen im Halsbereich	1-mal täglich einen warmen Umschlag auflegen
Liebstöckelsaft	Störungen der Monatsregel, Menstruations-beschwerden	2- bis 3-mal täglich je 15 bis 20 Tropfen einnehmen
Liebstöckelwein	Schmerzhafter Husten, akute Bronchitis, Rippen- und Brustfellentzündungen	Nach dem Mittag- und Abendessen je 1 Likörglas warmen Wein trinken
Muskatnusspulver	Verdauungsbeschwerden, depressive Verstimmungen, Erschöpfungszustände, Konzentrationsprobleme	Das Gewürz regelmäßig zum Kochen verwenden (vorsichtig dosieren)
Muskatnusskekse	Nervenleiden, Nervosität, depressive Verstim-mungen, Traurigkeit, Erschöpfungszustände, psychosomatische Erkrankungen, Konzentra-tionsprobleme, Verwirrungszustände	Einige Wochen lang täglich 3 bis 6 Kekse über den Tag verteilt essen
Petersilie (frisch)	Appetitlosigkeit, Vitaminmangel, Immunschwäche, Nieren- und Blasenprobleme, leichtes Fieber	Petersilie regelmäßig in der Küche verwenden
Petersilientee	Menstruationsbeschwerden, PMS (prämens-truelles Syndrom), Harnsteinleiden, Appetit-losigkeit, Blasenschwäche, leichtes Fieber	1 bis 2 Tassen täglich trinken
Petersilienauflage	Gicht, Gelenkschmerzen, Hexenschuss, Ischialgien, rheumatische Erkrankungen	Warmes Kräutertuch 1- bis 2-mal täglich auf die schmerzenden Stellen auflegen
Quendelkraut	Hautentzündungen, Juckreiz, Ekzeme, Haut-ausschlag, Neurodermitis, Akne, Katarrhe der oberen Atemwege	Pulverisiertes Kraut regelmäßig in der Küche verwenden (immer mitkochen)

Hildegard-Heilmittel auf einen Blick

Heilmittel	Indikation	Anwendung
Quendelsaft	Hautausschläge, Hautunreinheiten, Akne, leicht entzündliche Hautkrankheiten	Betroffene Bereiche täglich vorsichtig betupfen
Quendelsalbe	Juckreiz, Ekzeme, Hautausschläge, Neurodermitis, Akne, Hautreizungen	Betroffene Bereiche 1- bis 2-mal täglich eincremen
Quendelkekse	Vergesslichkeit, Konzentrationsstörungen, geistige Erschöpfungszustände, Gedächtnisschwäche	4 bis 6 Kekse über den Tag verteilt essen
Ringelblumentee	Arteriosklerose, Venenentzündungen, erhöhte Cholesterinwerte, Gallenblasenbeschwerden	2 Tassen Tee täglich trinken
Ringelblumen-umschlag	Leichte Vergiftungserscheinungen des Magen-Darm-Trakts, Durchfall, Übelkeit, Erbrechen, Leibschmerzen, verdorbener Magen	Warmen Umschlag 2- bis 3-mal täglich je mindestens 15 Minuten lang einwirken lassen
Ringelblumenwein	Leichte Magen-Darm-Vergiftungserscheinung, verdorbener Magen, Übelkeit	Lauwarmen Wein 1- bis 2-mal täglich trinken
Ringelblumensaft	Entzündliche Hauterkrankungen, Neurodermitis, Ekzeme, Juckreiz, Schleimhautentzündungen in Mund und Rachen	Betroffene Bereiche mehrmals täglich einreiben bzw. mit 1 Teelöffel Saft auf 1 Glas Wasser gurgeln
Ringelblumensalbe I	Wunden, trockene und beanspruchte Haut, Ekzeme, Krampfadern, leichte Verbrennungen	Betroffene Bereiche mehrmals täglich dünn einreiben
Ringelblumensalbe II	Kopfschuppen, Milchschorf bei Kindern	Salbe 1- bis 2-mal täglich im Kopfbereich auftragen
Salbeitee	Inkontinenz, Bettnässen, Magen-Darm-Entzündungen, Blähungen, Durchfall, übermäßiger Nachtschweiß	1 bis 2 Tassen Tee täglich, bei Nachtschweiß 1 Tasse vor dem Schlafengehen
Salbeigurgellösung	Mandel-, Hals-, Rachen- und Zahnfleischentzündungen, Aphthen, Zahnfleischbluten	Mehrmals täglich lauwarm gurgeln

Hildegard-Heilmittel auf einen Blick

Heilmittel	Indikation	Anwendung
Salbeiwein	Mundgeruch, Verschleimung (allgemein), Verschlackung, Allergien, umweltbedingte Schädigungen	3-mal täglich je 2 Esslöffel nach den Mahlzeiten
Salbeiwürze	Appetitlosigkeit, Untergewicht, Übelkeit	Speisen regelmäßig würzen
Schafgarbenpulver	Magenstörungen, Magenschleimhautentzündung, von Krämpfen begleitete Magen-Darm-Probleme, Appetitlosigkeit, innere Verletzungen, Vorbereitung bzw. Nachbehandlung von Operationen	2- bis 3-mal täglich 1 Messerspitze voll in warmem Wasser einnehmen
Schafgarben-kompresse	Äußere Verletzungen, Fleischwunden, Schnitt- und Schürfwunden, Geschwüre, Hautentzündungen	2-mal täglich oder öfter auf betroffene Hautstellen auflegen
Schafgarbentee	Appetitlosigkeit, Verdauungsbeschwerden, Magen-Darm-Probleme mit Krämpfen im Unterleib	2 bis 3 Tassen täglich trinken
Schafgarben-umschlag	Offene Wunden, Hautabschürfungen, Sonnenbrand, Hämorrhoidalleiden	Je nach Bedarf mehrmals täglich auftragen
Sivesanpulver	Immunschwäche, Angina pectoris, Bluthochdruck, Kreislaufschwäche, Wetterfühligkeit, Kraftlosigkeit, Untergewicht, Nierenprobleme, Wechseljahrebeschwerden, Verdauungsschwäche, zur Anregung von Stoffwechsel und Kreislauf	Täglich 1 Stunde nach dem Mittagessen 2 Messerspitzen voll in 1 Likörglas warmem Wein einnehmen
Veilchenöl	Augenschwäche, verschwimmende Bilder, Augenbrennen, Nachlassen der Sehfähigkeit, Bindehautentzündungen	Augenlider und Augenbereich vor der Nachtruhe sanft einreiben, ohne dass das Öl in die Augen gelangt
Veilchensalbe	Hauterkrankungen, gut- und bösartige Hautveränderungen, Muttermale, Geschwüre, Ekzeme, Narben, leichte Verbrennungen, Neurodermitis, Kopfschmerzen, Lähmungen, Nierenschmerzen, vor und nach Krebsoperationen	1- bis 2-mal täglich dünn auftragen

Hildegard-Heilmittel auf einen Blick

Heilmittel	Indikation	Anwendung
Veilchentee	Husten, Keuchhusten, Verschleimung der Atemwege	3 Tassen täglich trinken
Veilchenwein	Melancholie, Traurigkeit, depressive Verstimmungen, Lungenerkrankungen	3-mal täglich je 1 bis 2 Likörgläser warmen Wein trinken
Wermutelixier/ Wermutwein	Grippe, Husten, Bronchitis, Lungenerkrankungen, Erkältungen, Immunabwehrschwäche, Verdauungsprobleme, Magen-Darm-Beschwerden, Arteriosklerose, Herzschwäche, depressive Verstimmungen, als Entschlackungs- und Kräftigungsmittel	Kurmäßig von Mai bis Oktober jeden dritten Tag 1 Likörglas vor dem Frühstück einnehmen; bei akuten Beschwerden 3-mal täglich je 2 bis 3 Esslöffel einnehmen
Wermuttee	Erschöpfung, Müdigkeit, depressive Verstimmungen, Magen-Darm-Störungen	Täglich 1 bis 2 Tassen trinken
Wermutsalbe	Gelenkentzündungen, Gelenkschmerzen, Knochenschmerzen, Arthrose, Arthritis	Betroffene Bereiche 1- bis 2-mal täglich bei viel Wärme einreiben
Wermutöl	Husten, Verschleimung der Lungen, Bronchitis, Brustschmerzen, Rippenfellentzündungen, Nierenschmerzen, Erkältungskrankheiten, Grippe	2- bis 3-mal täglich Brust oder schmerzende Stellen mit wenigen Tropfen einreiben
Wermut-Eisenkraut-Wein	Zahnschmerzen, Zahnwurzelerkrankungen, Herdgeschehen im Zahn- und Kieferbereich	3- bis 4-mal täglich je 2 Esslöffel einnehmen
Zimtpulver	Nasenpolypen, Nebenhöhlenentzündung, Atembeschwerden, Probleme mit dem Gehör-, Geruchs- oder Geschmackssinn, depressive Verstimmungen, Nervenleiden, Kopfschmerzen, Appetitlosigkeit, Magen-Darm-Beschwerden, Gicht, Fieber	Regelmäßig als Gewürz in der Küche verwenden; bei akuten Beschwerden 1 Messerspitze Zimt auf 1 Stück Brot einnehmen oder aus der Hand lecken
Zimtkekse	Nervenschwäche, Nervosität, innere Unruhe, Depressionen, psychosomatische Erkrankungen	Täglich 3 bis 6 Kekse über den Tag verteilt essen
Zimtwein	Gicht, Lähmungserscheinungen, Fieber, Erkältungskrankheiten	3- bis 4-mal täglich je 1 Likörglas warmen Wein einnehmen

Über die Autoren

Aljoscha A. Schwarz ist Heilpraktiker und Diplompsychologe. Seit 1987 arbeitet er als Fachbuchautor und Seminarleiter mit den Themenschwerpunkten Gesundheit, Psychologie, Philosophie und Pädagogik.
Ronald P. Schweppe ist Psychotherapeut, Meditationslehrer und freier Autor. Beide Autoren sind durch zahlreiche Veröffentlichungen und durch Funk und Fernsehen im deutschsprachigen Raum als Experten für alternative Heilmethoden bekannt.

Kontaktadressen und Bezugsquellen

– Hildegard-Heilkunde – Mitteilungsblatt des Förderkreises Hildegard von Bingen e. V., Nestgasse 2, 78464 Konstanz
– Hildegard-Zeitschrift – Mitteilungsblatt der Internationalen Gesellschaft Hildegard von Bingen, Postfach, CH-6390 Engelberg
– St.-Hildegard-Kurier – Mitteilungsblatt des Bundes der Freunde Hildegards e. V., Hildegard Zentrum, A-5084 Grossgmain bei Salzburg
– Jura-Naturheilmittel, Nestgasse 2, 78464 Konstanz
– Max-Emanuel-Apotheke, Belgradstraße 21, 80796 München
– Filiale Konstanz, Theodor-Heuss-Straße 36, 78467 Konstanz
– Hildegard-Drogerie AG, Aeschenvorstadt 24 und 25, CH-4010 Basel
– Hönegger Handelsgesellschaft m. b. H., Wolf-Dietrich-Weg 141, A-5163 Mattsee
– Mühldorfer Naturkornmühle, Mühlenstraße 15, 84453 Mühldorf/Inn
– Zähringer Apotheke, Zähringer Platz 17, 78467 Konstanz
– Meditationshaus St. Benedikt, St.-Benedikt-Straße 3, 97072 Würzburg

Literatur

Hildegard von Bingen: Heilwissen – Causae et Curae. Pattloch-Verlag. Augsburg 1997
Hildegard von Bingen: Heilkraft der Natur – Physica. Pattloch-Verlag. Augsburg 1997
Pukownik, P.: Der Hildegard-Gesundheitsgarten. Ludwig Verlag. München 1997
Schwarz, A./Schweppe, R.: Hildegard-Medizin. mvg-Verlag. Landsberg/Lech 1996
Schwarz, A./Schweppe, R.: Heilen mit Gewürzen. Delphi bei Droemer Knaur. München 1997
Zittlau, J./Helfferich, M.: Heilpflanzen unserer Heimat. Ludwig Verlag. München 1997

Bildnachweis

Bilderberg, Hamburg: Titel/Fond, 1 (Eberhard Grames), U4 (Andreas Riedmiller); Südwest Verlag, München: Titel/Einklinker (Matthias Junger), 23, 30, 35, 42, 59, 69 (Joachim Heller), 53 (Michael Nagy), 74 (Karl Newedel), 76, 85 (Christian Kargl), 6, 9 li. + re., 14; Wildlife, Hamburg: 15 (J. Kamien), 83 (D. Harms)

Impressum

© 1998 W. Ludwig Buchverlag GmbH in der Verlagshaus Goethestraße GmbH & Co. KG, München

Alle Rechte vorbehalten. Nachdruck – auch auszugsweise – nur mit Genehmigung des Verlags.

Redaktion:
Dr. Bertram J. Ganzfelder
Projektleitung:
Nicola von Otto
Redaktionsleitung und medizinische Fachberatung:
Dr. med. Christiane Lentz
Bildredaktion:
Ute Schoenenburg
Produktion:
Manfred Metzger
Umschlag:
Till Eiden
Layout:
Wolfgang Lehner
DTP/Satz:
Mihriye Yücel
Druck:
Weber Offset, München
Bindung:
R. Oldenbourg, München

Printed in Germany

Gedruckt auf chlor- und säurearmem Papier

ISBN3-7787-3688-4

Register